Beck'sche Reihe

BsR 1070

BsR

Immer mehr Eltern machen die Erfahrung, daß das Thema Drogen auch in ihrer Familie schreckliche Realität werden kann. Es ist nicht mehr nur begrenzt auf sozial benachteiligte Randgruppen, sondern geht quer durch alle gesellschaftlichen Schichten. Der Autor macht deutlich, daß unsere Anstrengungen viel stärker als bisher darauf gerichtet sein müssen, die Entwicklung von Sucht zu verhindern, um Kinder vor gesundheitlichem Verfall und frühem Tod zu schützen. Erfolgreiche Vorsorge muß daher schon im frühen Kindesalter beginnen. Rolf Wille möchte Eltern und Erziehern Mut machen, nicht nur auf staatliche Maßnahmen zu vertrauen, sondern selbst aktiv zu werden.

Rolf Wille ist Arzt für Psychiatrie und Psychotherapie und seit 1981 Leiter der städtischen Drogenberatung in München. Er befaßt sich seit mehr als 20 Jahren in praktischer und wissenschaftlicher Arbeit engagiert mit der Therapie und Prävention der Drogenabhängigkeit. Dr. Wille war mehrere Jahre am National Addiction Centre (Nationales Suchtforschungszentrum) in London, am Max-Planck-Institut für Psychiatrie und der Psychiatrischen Universitätsklinik in München tätig.

ROLF WILLE

Sucht und Drogen und wie man Kinder davor schützt

VERLAG C.H. BECK

Die Deutsche Bibliothek – CIP-Einheitsaufnahme

Wille, Rolf: Sucht und Drogen und wie man Kinder davor schützt / Rolf Wille. – Orig.-Ausg., 2., neubearb. und erw. Aufl. – München : Beck, 1997
(Beck'sche Reihe ; 1070)
ISBN 3 406 42902 5

Originalausgabe
ISBN 3 406 42902 5

Zweite, neubearbeitete und erweiterte Auflage. 1997
Umschlagentwurf: Uwe Göbel, München

Gesamtherstellung: C. H. Beck'sche Buchdruckerei, Nördlingen
Gedruckt auf säurefreiem, alterungsbeständigem Papier
(hergestellt aus chlorfrei gebleichtem Zellstoff)
Printed in Germany

Inhaltsverzeichnis

I. Wie erkennen Eltern eine Suchtentwicklung?

Eine Suchtentwicklung zu erkennen ist oft sehr schwierig. Der Drogenkonsum wird häufig über Jahre geschickt verheimlicht und abgeleugnet. Einfache Patentrezepte gibt es leider nicht. Wer sie verspricht, macht Eltern etwas vor. Dies gilt für das Erkennen einer Drogenabhängigkeit ebenso wie für das Vorbeugen und Helfen, mit dem sich die beiden anderen Kapitel des Buches beschäftigen. Überhöhte und vorschnelle Erwartungen enden oft in Enttäuschung und Resignation. Aus dem anfänglichen „man muß unbedingt etwas tun“ wird auf diese Weise sehr schnell ein „das hat doch alles keinen Sinn“. Ziel dieses Buches ist, Eltern dabei zu helfen, ihren Blick zu schärfen und Gesamtzusammenhänge besser zu verstehen. Es geht darum, Einfühlungsvermögen und Flexibilität zu entwickeln. Vor diesem Hintergrund läßt sich dann viel leichter die für den individuellen Fall richtige Entscheidung treffen. In diesem Zusammenhang stellt sich z.B. die Frage, ob es sich bei den auffälligen Verhaltensänderungen des Kindes um eine Pubertätskrise oder um Vorläufer einer Drogenabhängigkeit handelt.

Sucht entsteht nicht plötzlich über Nacht. Meist entwickelt sie sich stufenweise im Verlauf mehrerer Jahre. Lange bevor Jugendliche drogenabhängig werden, zeigen sie Veränderungen, die Eltern hellhörig machen sollten. Häufig wechseln sie ihren Freundeskreis oder geben ihn auf und ziehen sich in völlige Isolation zurück. Fast alle lassen in ihren schulischen oder beruflichen Leistungen nach. Oft kommt es zu einem Schul- oder Ausbildungsabbruch. Bisherige Interessen werden aufgegeben. Die Jugendlichen „hängen“ passiv und ohne Perspektive für die Zukunft herum. Ständig sind sie in Geldnöten.

Typisch dafür ist die Entwicklung der Drogenabhängigkeit von Stefan und Nina, zwei exemplarischen Fällen aus der Praxis. Aus Gründen der Anonymität wurden Namen und Herkunft verändert. Sie stehen im Mittelpunkt dieses Kapitels über die Früherkennung einer Suchtentwicklung. Stefan und Nina sind von der Persönlichkeit und den Umständen der Suchtentwicklung her sehr unterschiedlich. Eines haben beide gemeinsam. Wie viele der drogenabhängigen Jugendlichen heute kommen sie aus geordneten, wohlhabenden Familienverhältnissen. Drogensucht ist nicht mehr auf sozial benachteiligte Randgruppen begrenzt. Typische Merkmale vieler jugendlicher Drogenabhängiger sind heute eine ausgeprägte Konsumorientierung und starker Reizhunger. Stefans und Ninas Fall wurden ganz bewußt ausgewählt, um Eltern hellhörig zu machen und vor einem „Bei-uns-könnte-so-etwas-nie-Passieren" zu bewahren. Denn je früher die Hilfe einsetzt, desto größer ist die Wahrscheinlichkeit, von der Sucht wieder loszukommen. Das haben Untersuchungen gezeigt.

In den beiden folgenden Kapiteln über Suchtvorbeugung und Behandlung drogenabhängiger Kinder wird immer wieder auf diese beiden Fallgeschichten Bezug genommen werden. Diese enge Verbindung ist wichtig. Damit soll gezeigt werden, daß Ratschläge nur auf dem Hintergrund der individuellen persönlichen Entwicklung sinnvoll sind und auf keinen Fall verabsolutiert werden dürfen. Mit Hilfe der beiden Fallgeschichten soll auch möglichst anschaulich gezeigt werden, daß die Genesung von der Drogenabhängigkeit ein langer, oft mühsamer Weg der kleinen Schritte mit zahlreichen Rückschlägen ist. Je mehr es Eltern gelingt, sich auf einen langfristigen Entwicklungsprozeß einzustellen, desto weniger werden sie bei den unvermeidlichen Rückfällen in Resignation und Enttäuschung verfallen. Mit der Langzeitperspektive ist es möglich, sich eine Haltung von unerschütterlichem Optimismus zu bewahren, geprägt von dem Gedanken „Mein Kind wird es irgendwann schaffen". Diese Grundhaltung ist eine wichtige Unterstützung für den Drogenabhängigen auf seinem Weg aus der Sucht.

Ein Wort zum Gebrauch der Begriffe *Sucht* und *Drogen*, dem Titel dieses Buches. *Sucht* bezeichnet alle Formen abhängigen Verhaltens. Dazu gehören Suchtformen, bei denen Rauschmittel eingenommen werden, die sogenannten stoffgebundenen Süchte (z.B. Heroin-, Alkohol- oder Schlafmittelsucht), aber auch die stoffungebundenen Süchte (z.B. Spiel-, Freß- oder Magersucht). Für die stoffgebundenen Süchte speziell wurde von der Weltgesundheitsorganisation der Begriff *Drogenabhängigkeit* (drug dependence) eingeführt. In unserem Sprachgebrauch verbinden sich mit dem Begriff *Droge* in erster Linie illegale Drogen. In der Definition der Weltgesundheitsorganisation sind jedoch auch die legalen Drogen, d. h. Alkohol, Medikamente und Nikotin, miteinbezogen. Die Verwendung des Begriffs Droge in dieser erweiterten Form steuert einer irreführenden Tendenz entgegen, die in unserer Gesellschaft weit verbreitet ist. Sie steht unter der Devise: „Alkohol ja, Drogen nein". Dabei sind Bier, Wein, Schnaps oder Schlaf- und Beruhigungsmittel für viele ebenso gefährliche Drogen. Sie können zur Abhängigkeit führen und vergleichbar negative Begleiterscheinungen wie illegale Drogen verursachen. Außerdem haben die meisten Jugendlichen, die später heroinabhängig wurden, sehr früh mit dem Konsum Alkohol begonnen. So auch Stefan B. Seine Fallgeschichte ist ein typisches Beispiel dafür.

1. Wege in die Abhängigkeit: Zwei Suchtkarrieren

Stefan B.: Vom Alkohol zum Heroin

Der Einstieg: „Ich konnte nur übers Trinken mithalten"

„Das Ganze ging los, als ich so etwa 14 Jahre alt war. Ich hatte damals zwar viele Bekannte – aber ich war im Gegensatz zu denen eine Null. So habe ich mich zumindest gefühlt. Verglichen mit den anderen aus meiner Clique war ich noch sehr kindlich. Das hat mir ganz schön zu schaffen gemacht. Die hatten schon alle Stimmbruch und ihre ersten Mädchen, und ich war genauso alt und hatte noch nichts von beidem.

Bei Mädchen hatte ich überhaupt noch keine Chancen, die beachteten mich gar nicht. Auch sportlich war ich eine ziemliche Niete. Da konnte ich eigentlich nur noch übers Trinken mithalten. Und so ging das mit der Sauferei damals los. Da war ich ziemlich gut, man könnte fast sagen, ein As. Ich kam dann besser mit allem klar, hab mir auch mehr zugetraut."

So erzählt Stefan über seinen Einstieg in die spätere Heroinabhängigkeit. Er wuchs in geordneten Familienverhältnissen auf. Die Eltern besitzen ein Bekleidungsgeschäft mit mehreren Angestellten, in dem sie beide arbeiten. Stefan hat eine ältere Schwester, mit der er sich gut versteht. Sie hatte nie irgendwelche Suchtprobleme. Von der familiären Herkunft her paßt Stefan sicherlich nicht in das Cliché, das man sich von einem Heroinabhängigen macht. Eher scheint hier schon der Satz zuzutreffen: „Aus ganz normalen Familien kommen ganz normale Süchtige". Stefans Familie ist erst vor kurzem aus einem kleinen Vorort nach München umgezogen – sehr zu seinem Leidwesen. Er hat dadurch alle seine Freunde verloren und fühlt sich unter den neuen Verhältnissen in der Großstadt entwurzelt. Anschluß an eine Clique hat er zwar wieder gefunden, aber richtige Freunde so wie früher hat er noch nicht. Dies trägt, neben seinem kindlichen Aussehen, das er stark dramatisiert, sehr zu seiner Verunsicherung bei. Stefan ist schlank, mittelgroß, trägt eine schwarze Lederjacke, enganliegende Jeans und Cowboystiefel. Er hat ein schmales, blasses Gesicht, Nickelbrille und schwarze, halblange Haare. Sein größter Wunsch ist, männlicher und erwachsener auszusehen und in seiner Clique mehr Geltung zu bekommen.

Durch den Konsum von Alkohol wird die Kluft zwischen seinem Anspruch an sich selbst und der Wirklichkeit vorübergehend überbrückt. Stefan wird dadurch mit sich selbst zufriedener, fühlt sich stärker und gewinnt an Sicherheit gegenüber seiner Clique. Sein Selbstwertgefühl steigt. Außerdem bringen ihm seine Höchstleistungen bei der Sauferei die so sehnlichst erwünschte Anerkennung. Bei Stefan geht es also nicht nur um Alkohol. Die eigentliche „Droge" scheint Ansehen und Status bei seinen Mitschülern zu sein. Wenn eine Droge so wichtige Ersatzfunktionen hat kann es sehr schnell gefährlich werden. Und zwar unabhängig davon, ob es sich um Alkohol, Medikamente oder illegale Drogen handelt.

Erziehung und Selbstwertgefühl

Die Störung des Selbstwertgefühls wird nicht selten durch einen problematischen Erziehungsstil mitgeprägt. Er steht unter dem wohlmeinenden Motto: „Mein Kind soll einmal etwas Besonderes werden." Dieser Wunsch ist verständlich. Wer hätte nicht gerne, daß seine Kinder etwas Außergewöhnliches werden? Ein Anspruch, der aber seine Tücken hat. Insbesondere dann, wenn man seine Kinder nicht mehr allein deshalb akzeptiert und liebt, weil sie auf der Welt und eben die eigenen Kinder sind, sondern nur dann, wenn sie bestimmte, hochgesetzte Erwartungen erfüllen. Geschieht dies nicht, kommt oft nur noch ein desillusioniertes und abschätziges: „Aus dir wird ja nie etwas werden!" Ein Vorwurf, der das Kind im Mark trifft.

Dies kennzeichnet in etwa die Beziehung von Stefan zu seinen Eltern, zumindest aus seiner Warte. „Sie waren für mich immer wie auf einem Podest, fehlerlos und musterhaft. So sehr ich mich auch bemühte, ich kam nie an sie heran. Und sie ließen mich das auch immer wieder spüren. Unausgesprochen war da immer der Vorwurf: Gemessen an uns bist du ein Versager. Früher, als ich noch ein Kind war, da habe ich mich in der Schule noch angestrengt. Da war ich sogar öfters unter den besten in der Klasse. Ich wollte meinen Eltern noch imponieren. Das war aber nicht immer einfach. Als ich einmal mit einem sehr guten Zeugnis nach Hause kam, da sagte mein Vater: „Toll, die Einser. Aber mußte denn der eine Zweier sein?

Sicher war das vom Vater nur als eine Art Ansporn gedacht, oft begleitet von Kommentaren wie: „Der Junge ist so begabt. Er hat diese Noten spielend geschafft, ohne je einen Finger zu rühren. Wenn der einmal wirklich anpacken würde!" Dies mag sogar zutreffen, ist aber ein gefährliches Spiel. Anerkennung und Bestätigung sollten nicht nur an gute Leistungen geknüpft sein. Kinder haben ein Recht auf Anerkennung und benötigen ganz einfach die Grunderfahrung, daß ihre Eltern viel von ihnen halten und sie ohne Vorbehalte anerkennen. Das heißt nicht Schönfärberei von schlechten Leistungen, sondern Entwicklung einer Sichtweise, die die positiven Anteile des Kindes verstärkt. Sonst besteht die Gefahr, daß es sich wie Stefan die Anerkennung anderswo sucht und sich durch Drogenkonsum und schulische Verweigerung vor seinen Kameraden als „Negativheld“ aufbaut.

Risikofaktoren für eine Suchtentwicklung

Die Ergebnisse wissenschaftlicher Untersuchungen zum Drogenkonsum Jugendlicher zeigen, daß es keine typische, klar umgrenzbare Persönlichkeitsstörung als Vorläufer und Ursache für eine Suchtentwicklung gibt. In dem gerade erschienenen Buch: „Drogenkonsum: Einstieg und Konsequenzen“ des Suchtforschers Martin Sieber wurde dieser Befund bei einem Vergleich bisher vorliegender Längsschnittuntersuchungen erneut bestätigt. Gleichzeitig konnten jedoch eine Reihe von Faktoren gesichert werden, die einen klaren Zusammenhang zum Einstieg in eine Drogenabhängigkeit zeigen. Die Suchtentwicklung läßt sich nicht auf eine Ursache zurückführen. Sie ist ein Kräftespiel verschiedener Faktoren aus den Bereichen Person, Droge und Umwelt. In Abb. 1 sind die wichtigsten zusammengestellt. Je nachdem, ob diese Faktoren bei einem Jugendlichen negativ oder positiv ausgeprägt sind (z.B. schwaches oder starkes Selbstwertgefühl; unkritische oder kritische Einstellung zu Drogen), können sie ein Risiko bzw. ein Schutz vor der Entwicklung einer Sucht sein. Ein Überwiegen suchtfördernder Faktoren setzt bei Jugendlichen wie z.B. Stefan einen verhängnisvollen Kreislauf in Gang, der schließlich in der Drogenabhängigkeit endet. Bei anderen Jugendlichen, die ebenfalls Drogen konsumieren, ohne davon abhängig zu werden, sind die Schutzfaktoren vor einer Suchtentwicklung stär-

Abb. 1: Faktoren der Suchtentwicklung

Droge		*Umwelt*
Verfügbarkeit		Eltern: Einstellung zu Drogen
Griffnähe		Erziehungsstil
Suchtpotential		Freundeskreis: Einstellung zu Drogen
	Person	
	Selbstwertgefühl	
	Belastungsfähigkeit	
	Kontakt- und Beziehungsfähigkeit	
	Einstellung zu Drogen	
	Einstellung zu Konsum	
	Berufsperspektive	

ker als die Risikofaktoren. Dies können z.B. ein stabiles Selbstwertgefühl, Beziehungen zu drogenfreien Freunden, eine befriedigende berufliche Tätigkeit oder engagierte Freizeitinteressen sein.

Die Störung des Selbstwertgefühls, wie sie bei Stefan vorliegt, ist ein wesentlicher Risikofaktor der Suchtentwicklung. Manche Autoren bezeichnen Sucht auch als eine Erkrankung des Selbstwertgefühls. Meistens ist sie verknüpft mit fehlender Selbstsicherheit im Umgang mit anderen und einem Mangel an Vertrauen in die eigenen Fähigkeiten. Natürlich führt ein schwaches Selbstwertgefühl allein nicht unweigerlich zur Drogenabhängigkeit. Damit eine Sucht entsteht, müssen in der Regel noch andere Risikofaktoren dazukommen. Die Zusammensetzung ist dabei von Person zu Person unterschiedlich. Bei Stefan ist die Belastungsfähigkeit bei Konflikten, Angst und Spannung sehr gering. Er kann Frustrationen nicht über einen längeren Zeitraum ertragen und weicht ihnen durch Drogenkonsum aus. Dagegen scheint Mangel an Kontaktfähigkeit und damit verknüpft Einsamkeit und Isolation bei Stefan kein Risikofaktor zu sein. Jedoch hat er in seiner neuen Umgebung bisher nur oberflächliche Kontakte und keine tiefergehenden Beziehungen zu Freunden gefunden.

Stefan kann sich nur sehr schlecht mit sich selbst beschäftigen, ist auf passive Unterhaltung angewiesen. Oft brütet er stundenlang vor dem Fernseher. Er „hängt" in seiner Freizeit herum und findet alles nur langweilig, hat keine Hobbies oder tiefergehende Interessen. Die Schule ödet ihn an, beruflich hat er bisher noch keine Vorstellungen oder konkrete Pläne. Fehlende berufliche Orientierung, oft verbunden mit einem „Das hat doch sowieso alles keinen Sinn", sind typische Merkmale suchtgefährdeter Jugendlicher.

Die Einstellung zu Drogen in seinem Bekanntenkreis ist ein weiterer Risikofaktor für Stefans Einstieg in die Sucht. Durch den Alkoholkonsum steigt sein Ansehen in der Clique. Suchtfördernd ist ebenfalls die unkritische Haltung seiner Eltern zu Alkohol. Der Konsum wurde zu Hause nie problematisiert. Über die Gefahr der Abhängigkeit oder Folgeschäden haben die Eltern nicht mit ihm gesprochen. Außerdem ist Alkohol ständig verfügbar, Stefan braucht sich nur am Kühlschrank zu bedienen. Sein Taschengeld ist reichlich, so daß er sich auch genügend leisten kann, wenn er abends mit seinen Freunden einen trinken geht.

Aktuelle Krisen stellen ein weiteres Risiko für den Suchteinstieg dar. Das kann z.B. schulisches Versagen oder beruflicher Mißerfolg, Kündigung und Arbeitslosigkeit sein oder auch eine Liebesenttäuschung und Trennung vom Partner. Sie können zu einer Verstärkung der bereits vorhandenen Probleme führen und damit oft zu einer Zunahme des Drogenkonsums. Bei Stefan spielten hier sicher der Umzug und die Entwurzelung aus seinem alten Freundeskreis eine wesentliche Rolle. Er tröstet sich zunächst mit Alkohol darüber hinweg. Drogenwirkungen, Persönlichkeitsprobleme und Umwelteinflüsse greifen wie in einem Uhrwerk ineinander. Ein verhängnisvoller Kreislauf kommt in Gang, der bei Stefan über Alkohol, Haschisch und andere Drogen schließlich in der Heroinabhängigkeit endet.

Anfängliche Pseudoharmonie

In der Anfangsphase erlebt der Suchtgefährdete mit seiner Droge zunächst so etwas wie „Flitterwochen". In englischsprachigen Ländern wird deshalb dieses euphorische Anfangsstadium der Drogenkarriere auch als „honeymoon phase" bezeichnet (siehe Abb. 2). Man glaubt, ein Allheilmittel für alle Probleme gefunden zu haben und „schwebt wie auf einer Wolke durchs Leben", sagt Stefan. Das Selbstwertgefühl ist gesteigert, alle Zweifel vergessen. Mit den Zechkumpanen erlebt man ein intensives Gemeinschaftsgefühl und ist in der Clique anerkannt. Der Kontakt zu Freunden mit einer kritischen Einstellung zu Drogen wird aufgegeben. Stefans Alkoholkonsum steigt, ist aber noch auf die Abende und das Wochenende beschränkt.

Doch die trügerische Scheinharmonie, typisch für den Beginn einer Suchtentwicklung, hält bei Stefan nicht lange vor, obwohl er seinen Alkoholkonsum ständig steigert. Es kommt schnell zur Gewöhnung und zum Nachlassen der erwünschten Wirkungen.

Auch in der Clique war das Saufen allein bald nicht mehr imagefördernd. Der Alkohol als Droge hatte dafür nicht die notwendige Exklusivität. Dazu Stefan:

„Auf Dauer hat das mit dem Alkohol nicht ausgereicht. Meine alte Unsicherheit und das Gefühl, eine Null zu sein, kamen doch wieder hoch. Ich fühlte mich den anderen unterlegen und kam immer weiter ab von meiner Clique, wurde eine Art Außenseiter – eben weil ich kein Mädchen hatte, weil ich da nichts zustande brachte. Saufen allein genügte eben noch nicht!

In dieser Zeit – ich war damals 15 – haben sich einige aus der Clique ein bißchen abgekapselt. Und da hatte ich das Glück – heute würde ich sagen Pech –, mit dabeizusein. Und da ging es dann eben los mit ‚Shit' (= Haschisch) und LSD. Und da war ich plötzlich wieder wer. Der Großteil der Clique hat gesoffen, aber an Haschisch und LSD haben sich damals wirklich nur

Abb. 2: Stadien der Suchtentwicklung

I. Euphorisches Anfangsstadium

- leichte Verfügbarkeit der Droge (Griffnähe, reichliches Taschengeld)
- Unterschätzung der negativen Drogenwirkungen (Suchtpotential, Folgeschäden)
- Übergang von gelegentlichem zu regelmäßigem Konsum
- Einnahme auf Abende und Freizeit beschränkt

↖ *Droge*

- Zugang zu einer Gruppe Gleichgesinnter (Drogen-Clique), Gemeinschaftsgefühl, Anerkennung, Statusgewinn
- anfänglich oft Konfliktfreiheit in Schule, Beruf, Familie („Pseudoharmonie")
- Vernachlässigung des Kontaktes zu drogenfreien Bezugspersonen

↗ *Umwelt*

Person ↓

- Entlastung von Problemen: Angstfreiheit, Entspannung, Betäubung
- gesteigertes Selbstwertgefühl, Euphorie, Rausch, „Bewußtseinserweiterung"
- negative Entwicklung: Selbstüberschätzung, Konfliktvermeidung in Beruf und Privatleben, Rückzug, Passivität

wenige rangetraut. Neugierig waren sie alle, aber getraut hat sich eben kaum einer. Ich war einer der wenigen, die das meistens an Wochenenden gemacht haben. In meiner Clique hatte ich dadurch wieder Ansehen, ich war fast schon so eine Art Exot. Und bei den Mädchen in der Klasse kam ich damit auch gut an. Die beachteten mich viel mehr als früher. Irgendwie imponierte ihnen das Verbotene an der Sache. Das fanden sie aufregend."

Stefan beginnt, Haschisch und LSD regelmäßig zu konsumieren, der Alkohol tritt etwas in den Hintergrund. Den Drogenbedarf kann er zunächst noch über sein Taschengeld finanzieren, das nicht zu knapp ist. Sein Hunger nach Ansehen und Geltung ist vorübergehend befriedigt, die quälenden Selbstzweifel und Minderwertigkeitsgefühle scheinen sich wieder aufzulösen. In seiner „Kiffer-Clique" fühlt er sich gut aufgehoben. In der Klasse und bei den Mädchen hat er inzwischen Ansehen als eine An „Negativheld“. Konflikten weicht er aus oder macht vage Versprechungen. Dadurch kommt er vorübergehend sogar mit Eltern und Schule besser zurecht. Wieder entsteht mit Hilfe der Drogen eine Art künstlicher Scheinharmonie. Für kurze Zeit erreicht er den ersehnten Glückszustand, ein Leben ohne Zukunft und Vergangenheit in einer Phantasiewelt ohne Probleme. Dazu Stefan:

„Ich glaubte plötzlich, mit allem klarzukommen. Zu Hause gab es kaum noch Krach, denn ich kämpfte nicht mehr mit meinen Eltern, lehnte mich gegen nichts mehr auf. Wirklich wichtig waren für mich nur die Drogen. Alles andere berührte mich nicht und kam nicht an mich heran. Auch in der Schule widersprach ich nicht mehr und hatte für alles nur ein müdes Lächeln.“

Kritisches Gewöhnungsstadium

Wie beim Alkohol läßt im Verlauf der nächsten Monate die Haschischwirkung durch die Gewöhnung langsam nach. Stefan steigert seinen Konsum. Er beginnt selbst Haschisch zu dealen, um seinen Bedarf zu finanzieren. Die Schwierigkeiten in der Schule und die Vorhaltungen der Eltern wegen seiner schlechten Noten nehmen jetzt zu. Seinen ständigen Besserungsgelübden folgen keine Taten. Mit Hilfe der Drogen kann er sich zunächst noch darüber hinwegsetzen. Aber er sitzt auf einem Pulverfaß. Sein Verhalten ist gekennzeichnet durch zunehmende Passivität. In der Schule ist er faul und döst vor sich hin, abgeschlafft, wie das im Jargon heißt. Auch in der Freizeit hängt er nur herum. Er sitzt viele Stunden vor dem Fernseher und weiß nichts mit sich anzufangen. Aktiv wird er nur bei der Drogenbeschaffung. Die Eltern vertröstet er und versucht, Konflikten aus dem Weg zu gehen. Sämtliche Interessen engen sich auf den Drogenkonsum ein. Seine Kontakte beschränken sich auf die Drogenclique. Dieses Verhalten ist typisch für *das zweite Stadium der Suchtentwicklung, die Phase der Gewöhnung und Einengung des gesamten Lebens auf die Droge (siehe Abb. 3).*

Abb. 3: Stadien der Suchtentwicklung

II. Kritisches Gewöhnungsstadium

- Nachlassen der Drogenwirkung durch Gewöhnung Dosissteigerung und zusätzliche Einnahme während des Tages Kombination mit anderen Drogen
- Kontrolle über Suchtmitteleinnahme (Menge und Zeitpunkt) noch vorhanden

- Konflikte in Beruf und Schule durch Abnahme der Leistungsfähigkeit
- Einengung auf Kontakte zu Drogenkonsumenten
- Probleme in drogenfreien Beziehungen
- finanzielle Schwierigkeiten und Schulden, Drogenhandel (= Dealerei)

↖ *Droge* ↗ *Umwelt*

Person
↓

- Zunahme der Kluft zwischen idealem und realem Selbstbild
- Fähigkeit zum Ertragen von Unlustgefühlen wie Angst, Spannung, Schmerz (= Frustrationstoleranz) nimmt ab
- Verleugnung der Probleme und Projektion nach außen (Externalisierung)
- Störung von Konzentration, Gedächtnis, Reaktionsvermögen
- Einengung der Unlustabwehr und des Lustgewinns auf Drogenkonsum

Stefans Haschischkonsum ist mittlerweile nicht mehr auf Nachmittag und Abend beschränkt. Schon vor der Schule raucht er seinen ersten Joint. Trotzdem läßt die Wirkung ständig nach. Sein künstliches Paradies, seine grandiose Scheinwelt zerfällt wieder. Er schildert das so:

„Ich rauchte also schon nach wie vor sehr viel ‚Shit'. Aber das Gefühl, kein Frauenheld zu sein, nicht der Stärkste zu sein, nicht der Schönste – das kam dann doch wieder hoch. Ich spürte wieder meine alte Unsicherheit und das bohrende Gefühl, ein Versager zu sein. Mein Zutrauen zu mir selber nahm von Tag zu Tag ab."

Stefan jagt einer Idealvorstellung von sich hinterher, der er nicht gerecht werden kann und vor der er sich klein und minderwertig vorkommt. Sein überhöhtes, idealisiertes Selbstbild fordert ständig nach Geltung und Anerkennung. Nur das Besondere kann davor bestehen, Durchschnittliches wird als minderwertig abgetan. Er schämt sich dafür, es paßt nicht zu seiner Idealvorstellung.

Aufstieg in der Szene-Hierarchie

Doch ganz so klein und unbedeutend wie früher fühlt sich Stefan nicht mehr. Er hat sich mittlerweile zu einem erfolgreichen Haschischdealer entwickelt und in der Hierarchie der Drogenszene emporgearbeitet. Das ist zumindest etwas Balsam für sein angekratztes Geltungsbedürfnis.

„Im Gegensatz zu früher war ich aber inzwischen durch das Dealen in den Discos und auf den Plätzen, in denen die Szene so verkehrte, eine angesehene Figur geworden. Einfach weil ich ‚Connections' (Kontakte zu größeren Dealern) hatte. In den einschlägigen Lokalen richteten sich viele Augenpaare auf mich, wenn ich hereintrat. ‚Vielleicht hat er günstigen Stoff für mich dabei?', stand in ihren Blicken. Ich genoß dieses Gefühl. Das war schon was anderes als in der Schule, die mich inzwischen echt anödete. Hier war ich wer. Ich konnte die Preise diktieren und nach einem guten Deal mit Geld um mich schmeißen. Manchmal verdiente ich an einem einzigen Abend mehr als andere in einer ganzen Woche Arbeit."

Die Eltern suchen Rat

Stefans Eltern sind beunruhigt und ratlos. Sie spüren, daß sich bei ihrem Sohn etwas grundlegend verändert und tippen auf Drogen. Doch Stefan bestreitet das. Seine Mutter wendet sich schließlich an die Drogenberatung. Dort erzählt sie: „Stefan ist völlig verändert. Er ist so gleichgültig und wurstig geworden. Man kommt überhaupt nicht mehr an ihn heran. Unsere Ermahnungen fruchten überhaupt nichts. Dabei haben sich seine Leistungen in der Schule in den letzten Monaten rapide verschlechtert. Seine Versetzung ist gefährdet. Der Junge hält sich an keinerlei Abmachungen, verschwindet nach der Schule und kommt erst spät in der Nacht wieder. Er hängt pausenlos am Telefon. Dauernd kommen Anrufe von irgendwelchen wildfremden Leuten. Außerdem ist er ständig in Geldnöten."

Der Berater bestätigt, daß das alles sehr nach Drogen klingt und schlägt ein Gespräch zu dritt vor. Dies wird jedoch von Stefan abgelehnt. Um einen möglichen unbegründeten Verdacht aus der Welt zu schaffen, wird den Eltern angeraten, von ihrem Sohn einen Urintest auf Drogen zu verlangen. Damit ist er jedoch nicht einverstanden. Als die Eltern insistieren, gibt er schließlich zu, Haschisch zu rauchen. Im gleichen Atemzug sagt er aber, daß er auf keinen Fall damit aufhören werde. Haschisch sei viel ungefährlicher als Alkohol. Und den würde ja auch Vater jeden Abend trinken. Die Eltern versuchen ihn zunächst mit Argumenten zu überzeugen, sprechen von den Persönlichkeitsveränderungen durch Haschisch und den strafrechtlichen Konsequenzen. Aber all das läßt Stefan ziemlich ungerührt. Am empfindlichsten trifft ihn noch, daß sie ihm das Taschengeld sperren und das Telefonieren zu Hause untersagen.

Endstation Heroinabhängigkeit

Stefan fühlt sich von dem ständigen „Gelaber" seiner Eltern genervt. Aufhören will er auf keinen Fall. Ansehen und Status auf der Drogenszene und in der Klasse wären damit dahin. Den Verlust des Taschengeldes versucht er durch verstärktes Dealen wettzumachen. Das gelingt zunächst auch. Doch die Geschäfte auf der Drogenszene laufen nicht immer so glänzend. Oft ist das Dealen nach seinen Worten „ganz schön stressig und unbefriedigend". Er hat auch Angst vor der Polizei, die ihm im Nacken sitzt. Seine Unzufriedenheit mit sich selbst beginnt sich wieder zu melden. Die Kluft zwischen Anspruch und Wirklichkeit, zwischen Idealvorstellung und Realität wird wieder größer. Mit Haschisch läßt sich das nicht mehr verdrängen. Da kann er sich noch so viele Joints „reinziehen", das bohrende Versagergefühl und die Angst, wie das weitergehen soll, bleiben.

In dieser Situation überredet ihn ein Freund aus seiner Drogenclique, doch einmal Heroin zu nehmen. Stefan: „Ich dachte mir einfach, probier doch mal das Zeug. Wir haben also das ‚Äitsch‘ (= Heroin; nach der englischen Aussprache des Buchstaben H) geschnupft, und ich war total berauscht. Ein tolles Gefühl war das. Am nächsten Tag hatte ich einen Riesenkater und hab den Rest weggeschmissen. Aber nach ein paar Tagen hab ich wieder was gekauft und geschnupft. Der Türsteher von der Disco hat es mir angeboten. Bei ihm habe ich dann jeden Abend für 20,– DM was gekauft und geschnupft, am Wochenende mehr. Auf keinen Fall wollte ich ein Fixer werden. Ich sah die ‚Junkies‘ immer vor der Disco stehen. Das war für mich der letzte Abschaum!“

Die gefürchteten Entzugserscheinungen

Ein halbes Jahr blieb Stefan, er war inzwischen 16, seinen Vorsätzen treu. Er „sniffte“ (nach dem englischen to sniff = schnupfen) das Heroin und fing bewußt nicht an zu fixen. Wenn er es sich leisten konnte, „sniffte“ er eine Prise Kokain dazu. Das brachte ihn dann besonders „gut drauf“, wurde ihm aber auf Dauer viel zu teuer. Sein Heroinbedarf nahm zu. Stefan brauchte immer mehr Stoff, um sich „high“ zu fühlen. Sein Körper hatte sich inzwischen an das Heroin gewöhnt, so wie früher an Alkohol und Haschisch. Die Wirkung war nicht mehr umwerfend. Aber aufhören konnte er jetzt nicht mehr. Er hatte das inzwischen mehrmals versucht, bekam jedoch jedes Mal unangenehme Entzugserscheinungen. Stefan war ganz unmerklich aus der Gewöhnung in die Abhängigkeit von Heroin hineingeschlittert. Er saß in der Falle. Die Entzugserscheinungen schildert er so:

„Der ganze Körper tat mir weh. Ich schwitzte und zitterte. Mir war kotzübel und ich hatte Durchfall. Dazu kam eine quälende innere Unruhe und Schlaflosigkeit. Ich konnte das auf Dauer einfach nicht aushalten und „sniffte“ wieder Heroin.

Und da war der ganze Spuk dann, Gott sei Dank, schlagartig vorbei! Es ist schwer, da nein zu sagen, wenn man weiß, daß man mit einer kleinen Prise Heroin seine ganzen Schmerzen sofort wieder los ist. Aber nach ein paar Stunden geht dann das Ganze wieder von vorne los."

Der Übergang aus dem Stadium der Gewöhnung in die Abhängigkeit (siehe Abb. 4) ist fließend. Das Auftreten von Entzugserscheinungen erzwingt die erneute Einnahme der Drogen. Man ist nicht mehr in der Lage, noch Pausen einzulegen. Der Abhängige hat die Kontrolle über die Einnahme der Droge verloren. Man kann umgekehrt sagen, die Droge kontrolliert ihn. Sie bestimmt von nun an das Leben, das nahezu ausschließlich auf Drogenbeschaffung und Einnahme eingeengt wird.

Stefan ist in der Sucht gefangen und kaum mehr in der Lage, auf andere einzugehen und zuzuhören. Die Fähigkeit zum Dialog schwindet. Angehörige und Freunde werden mehr und mehr zur Geld- und Drogenbeschaffung ausgenutzt und betrogen im Jargon „gelinkt". Die drohenden Entzugserscheinungen rechtfertigen für den Abhängigen solches Verhalten. Die Droge hat geltende ethische Normen außer Kraft gesetzt.

Stefans Heroinkonsum eskaliert. Um den gefürchteten Entzug zu vermeiden, muß er immer größere Mengen schnupfen. Die finanziellen Probleme nehmen zu. Stefan braucht inzwischen ein- bis zweihundert Mark, um seinen Tagesbedarf zu decken. Durch Drogenhandel allein kann er das nicht mehr finanzieren, obwohl er sich inzwischen zu einem raffinierten Dealer entwickelt hat. Das Schnupfen von Heroin wird für ihn einfach ein zu teurer Luxus. Stefan dazu:

„Den ersten Schuß habe ich mir dann doch gemacht. Obwohl ich mir ja immer geschworen hatte, nie zu fixen. Aus so einer Situation heraus, wie es häufig in solchen Fällen geschieht: Ich hatte nicht mehr viel Stoff und kein Geld. Und da riet mir mal wieder einer, wie schon so oft in letzter Zeit, ich soll mir doch das Heroin fixen. Da hätte ich doch viel mehr davon, das sei doch wesentlich ökonomischer. Sniffen sei doch die reinste Verschwendung, der absolute Luxus! Und davon

Abb. 4: Stadien der Suchtentwicklung

III. Sucht- bzw. Abhängigkeitsstadium

- Dosissteigerung wegen Toleranzentwicklung
- Verlust der Kontrolle über Suchtmitteleinnahme (Menge und Zeitpunkt)

- Auseinanderfallen der Bezugsgruppe (Drogenclique), Entfremdung von Angehörigen und Freunden, soziale Isolation
- Beruf bzw. Schule: Abstieg, Entlassung bzw. Abbruch
- Kriminalität: Delikte im Rausch, Führerscheinentzug, Beschaffungskriminalität, Gefängnis
- Prostitution

↖ *Droge* ↗ *Umwelt*

Person ↓

- körperliche und psychische Entzugssymptome bestimmen das Verhalten
- Persönlichkeitsveränderungen (z.B.: Stimmungslabilität, Reizbarkeit, Wechsel von Aggressivität zu Selbstmitleid, Selbstverachtung, Selbstmordversuche)
- Abnahme der körperlichen Leistungsfähigkeit und Begleiterkrankungen (z.B.: Leberentzündung, häufige Infektionen, sexuelle Störungen)
- Abnahme der geistigen Leistungsfähigkeit (z.B.: Konzentrationsstörungen, Vergeßlichkeit, Wortfindungsstörungen)

habe ich mich dann in meiner Not auch irgendwie überzeugen lassen, trotz all dieser abschreckenden Gestalten um mich herum. Ich hab mir dann mit seiner Hilfe den ersten Schuß gesetzt. Es war ein tolles Gefühl."

Abhängigkeit ist Fließbandarbeit

Stefan beginnt regelmäßig zu fixen. Er steckt jetzt in dem gleichen Teufelskreis, in den fast alle Drogenabhängigen über kurz oder lang hineingeraten – fixen, Entzugserscheinungen, Geld beschaffen, Drogen kaufen und wieder fixen. Die Illusion eines freien, ungebundenen Lebens und neuer, faszinierender Erfahrungen mit Drogen ist nun endgültig vorbei. „Wenn du abhängig bist, wird das Ganze irgendwann ein monotoner Kreislauf", sagt Stefan, „schlimmer als jede Fließbandarbeit." Der Drogenabhängige wird zum Sklaven seiner Sucht. Er will das jedoch nicht wahrhaben, belügt sich selbst und seine Umwelt und redet sich ein: „Ich hab das alles gut unter Kontrolle." Die Bereitschaft, ernsthaft etwas gegen seine Abhängigkeit zu tun, entsteht bei Stefan erst dann, als die suchtbedingten Schäden für ihn immer stärker spürbar werden. Als auch in seiner eigenen „Kosten-Nutzen-Bilanz" nicht mehr wegzuleugnen ist, daß sie die angenehmen Wirkungen der Droge bei weitem überwiegen. Zunächst jedoch will Stefan davon nichts hören. Die ständigen Vorhaltungen seiner Eltern stoßen bei ihm auf taube Ohren. Sie sind verzweifelt und müssen ohnmächtig mitansehen, wie sich ihr Sohn immer tiefer in der Sucht verstrickt.

Stefans Eltern haben sich inzwischen auf Empfehlung des Drogenberaters einer Eltern-Selbsthilfegruppe angeschlossen. Dort lernen sie andere Eltern kennen, die in einer ähnlichen Situation sind wie sie. Die Solidarität, die sie dort erleben, gibt ihnen Kraft und lindert ihren Kummer. Sie fühlen sich mit ihrem Problem nicht so allein gelassen. Außerdem bekommen sie dort eine Menge nützlicher Informationen und Ratschläge. Die Situation mit Stefan zu Hause wird immer unerträglicher. Die Schule hat er inzwischen abgebrochen. Auf Druck der Eltern geht er schließlich in die Drogenberatung. Doch kurze Zeit später wird er von der Polizei beim Dealen erwischt und landet im Gefängnis. Stefan ist jetzt 18 Jahre alt. Sein Abstieg scheint nicht aufzuhalten zu sein.

Dieses Stadium wird als chronisches Abbaustadium bezeichnet (siehe Abb. 5). Es kommt zu einem fortschreitenden körperlichen, psychischen und sozialen Verfall. Dem beruflichen Abstieg folgt häufig Entlassung und Arbeitslosigkeit. Der Drogenabhängige fällt aus seinen sozialen Bezügen heraus, ver-

Abb. 5: Stadien der Suchtentwicklung

IV. Chronisches Abbaustadium

- Drogenverträglichkeit nimmt ab wegen Organschäden
- zunehmender Mehrfachkonsum und Mehrfachabhängigkeit (Polytoxikomanie)

- zunehmender sozialer und beruflicher Abstieg: Erwerbsunfähigkeit, Verarmung, Obdachlosigkeit, Vereinsamung, Verwahrlosung
- Ächtung durch die Umwelt

↖ ↗

Droge *Umwelt*

Person

↓

- Entwicklung zum Pflegefall: fortschreitender körperlicher Abbau, z. B.: Leberzirrhose; Magengeschwüre; Schädigung des Nervensystems, dadurch Gangunsicherheit und häufige Unfälle
- Persönlichkeitsabbau, z. B.: Antriebsverlust, extreme Stimmungsschwankungen von Gereiztheit zu Depression und Selbstmitleid
- geistiger Abbau, z. B.: Gedächtnisverlust, Konzentrationsunfähigkeit, Zerfahrenheit, Verlangsamung

einsamt, verarmt und verwahrlost. Er beginnt alles einzunehmen, was er bekommen kann: Alkohol, Schlaf- und Beruhigungsmittel, codeinhaltige Hustensäfte – jedes Mittel ist recht, um der als sinnlos und unerträglich empfundenen Realität zu entfliehen. Durch den Mehrfachkonsum, auch Polytoxikomanie genannt, kommt es oft zu lebensgefährlichen Überdosierungen. Der körperliche Abbau führt zu chronischen Schäden der Leber, des Nervensystems und anderer Organe. Gravierend sind auch die Schädigungen der geistigen Leistungsfähigkeit (Gedächtnis, Konzentration, Verlangsamung) sowie die Persönlichkeitsveränderungen. Der Abhängige stumpft immer mehr ab, wird gleichgültig und allem gegenüber teilnahmslos. Stefan schildert das so:

„Mit Heroin brachte mich nichts mehr aus der Fassung. Ich war nie sehr traurig, nie sehr glücklich, nie sehr beunruhigt und nie sehr verärgert, es ließ mich einfach alles kalt. Nur die Droge war wichtig.“ Wenn jetzt nicht der Ausstieg gelingt, wird Stefan früher oder später ein chronischer Suchtkranker mit entsprechenden Folgeschäden. Wie Eltern einem drogenabhängigen Kind dabei helfen können, einen weiteren Abbau zu vermeiden und sich statt dessen zu stabilisieren, darüber mehr in Kapitel 3.

Stefans Fall ist typisch für viele gefährdete Jugendliche, die in der Drogenabhängigkeit enden. Sie wollen Aussteiger sein und durch Aussehen und Verhalten provozieren. Die geltenden Werte der Gesellschaft und ihre Autoritäten werden in Frage gestellt. Jugendliche wie Stefan entsprechen dem Bild, das man sich von einem sogenannten „Junkie“ macht. Durch ihre provokante Haltung bekommen sie Anerkennung als Negativhelden bei den Gleichaltrigen. Sie identifizieren sich mit der Drogensubkultur und haben Rückhalt in ihrer Drogenclique. Zum Teil finanzieren sie sich über den Drogenhandel. Von der Person her sind sie gekennzeichnet durch Extrovertiertheit und einen starken Geltungsdrang. Typisch dafür der Ausspruch der 25jährigen heroinabhängigen Karin: „Ich wollte einfach anders sein, nicht so spießig, zog mich ausgeflippt an und wollte provozieren. Mich zogen Außenseiter an. Ich wollte etwas erleben, wollte raus aus meiner behüteten Kindheit.“

Es gibt jedoch weder den typischen Drogenabhängigen noch das typische Verhalten. Für Eltern ist es wichtig, sich das vor Augen zu halten, um nicht einen eingeengten Blickwinkel zu bekommen. Die große Vielfalt des Erscheinungsbildes macht die Früherkennung einer Suchtentwicklung sehr schwierig. So gibt es eine große Gruppe jugendlicher Drogenabhängiger, die von der Persönlichkeit und vom Verhalten her ganz anders sind als Stefan. Sie sind selbstunsicher, schüchtern und introvertiert. Ihre Grundstimmung ist oft depressiv, ängstlich und gespannt. Es besteht eine starke Neigung zum Rückzug, Konfrontationen gehen sie aus dem Wege. Die Droge gibt ihnen mehr Selbstsicherheit und löst Spannungen und Ängste. Drogenabhängige dieser Gruppe sind nicht als Süchtige erkennbar, nehmen ihre Drogen alleine ein und vermeiden die Gesellschaft anderer Abhängiger. Die Suchtentwicklung von Nina M. ist beispielhaft dafür. Ihr Fall zeigt, daß sich hinter braver, passiver Angepaßtheit genauso leicht eine Sucht anbahnen kann wie hinter dem Aussteigertum und Auffallenwollen von Stefan. In dem Versuch, es anderen recht zu machen, verlieren solche Drogengefährdete sich selbst.

Nina K.: Vom Kopfschmerzmittel zur Mehrfachabhängigkeit (Polytoxikomanie)

Nina K. konsumiert legale Drogen. Neben Alkohol vor allem die ganze Palette der Medikamente mit Suchtpotential. Außer Kopfschmerztabletten, starken Schmerzmitteln und codeinhaltigen Hustenmitteln sind das Schlaf- und Beruhigungsmittel sowie Aufputschmittel. Der gleichzeitige Konsum verschiedener Medikamente und Alkohol und die sich daraus entwikkelnde Mehrfachabhängigkeit (Polytoxikomanie) ist ein weitverbreitetes und zunehmendes Problem unter Jugendlichen. Im Gegensatz zu Stefan nimmt Nina ihre legalen Drogen heimlich, allein in ihrem Zimmer. Sie hat nicht den Rückhalt einer Drogenclique und sucht nicht nach einer Identität in der Drogensubkultur. Nina versucht, sich angepaßt zu verhalten, nicht aus der Reihe zu fallen. Auch berechtigte Aggressionen werden unterdrückt anstatt ausgetragen. Mit Hilfe der Suchtmittel überspielt sie ihre Schüchternheit und hofft, bei anderen besser anzukommen und sich nicht zu blamieren. Auch bei Nina geht es um Anerkennung. Die Droge hat dabei eine soziale Schrittmacherfunktion und hilft ihr, ihre Unsicherheit zu überwinden und mehr aus sich herauszugehen.

Nina's Einstieg in die Sucht vollzieht sich wesentlich stiller und undramatischer als bei Stefan. Von Erscheinungsbild und Verhalten her ist man bei Nina an die für Medikamentenabhängige oft typische „auffällige Unauffälligkeit“ erinnert. Bei dem Wort „jugendlicher Drogenabhängiger“ denken die meisten spontan an auffällige Süchtige wie Stefan. Durch Berichte in den Medien ist dieser Typ des Abhängigen in unserem Bewußtsein als bedrohliches gesellschaftliches Problem sehr viel stärker präsent. Dabei wird die eher „stille" Abhängigkeit von Medikamenten oft vergessen. Sie ist jedoch für die Entwicklung Jugendlicher genauso schädlich wie die von illegalen Drogen. Oft beginnt sie so wie bei Nina am elterlichen Arzneischrank. Fördernd kann dabei das Vorbild der Eltern sein. Wenn man bei jedem Wehwehchen sofort zur Tablette greift, wie das Ninas Mutter tut, kann das bei den Kindern ähnliche Verhaltensweisen fördern.

Die schulische Entwicklung von Nina war unauffällig, ihre Leistungen durchschnittlich. Sie war eine ruhige, sehr zurückhaltende Schülerin. Nach Abschluß der mittleren Reife machte sie eine Ausbildung im EDV-Bereich und arbeitete dann in einer Datenverarbeitungsfirma. Die Arbeit macht ihr keinen besonderen Spaß. Eigentlich möchte sie aufhören und etwas ganz anderes machen. Aber sie hat keine klaren Vorstellungen davon, was das sein könnte.

Die Eltern – verwöhnend und überfürsorglich

Nina kommt aus einem wohlbehüteten Elternhaus. Der Vater hat sich in seinem Betrieb hochgearbeitet und ist Leiter der Buchhaltung. Er gilt als tüchtiger und kompetenter Chef, nüchtern und sachlich, immer ausgeglichen und ohne Launen. Bei seinen Mitarbeitern ist er sehr angesehen. Der Betriebssportverein ist sein Hobby. Die Mutter ist Hausfrau und im Gegensatz zum Vater eher still und introvertiert. Zu den Kindern ist sie liebevoll und gutmütig. Es gibt selten ein lautes Wort. Sie scheut es auszugehen, bleibt lieber zu Hause, was manchmal zu Spannungen führt. Aber Aggressionen werden in der Familie unter den Teppich gekehrt und nicht ausgetragen. Darüber redet man nicht, heißt die ungeschriebene Regel. Man hat sich unter Kontrolle und vermeidet es, zu viel an Gefühl zu zeigen, das gilt auch für Zärtlichkeit. Sie wird als eher peinlich empfunden. „Das weißt du doch, daß wir dich mögen", heißt es. Wenn die Mutter nicht mit dem Haushalt beschäftigt ist, sieht sie am liebsten fern oder liest. Seit sie in den Wechseljahren ist, hat sie ständig irgendein Zipperlein, häufig Migräne. Außerdem leidet sie unter Schlafstörungen. Sie ist Dauergast bei ihrem Hausarzt und bekommt häufig Schmerz- und Beruhigungsmittel auf Rezept, die sie kritiklos schluckt.

Vom äußeren Rahmen her erfüllt auch Ninas Familie nicht das Klischee von Zerrüttung und „broken home", das man mit süchtigen Kindern verbindet. Es handelt sich um eine typische Mittelschichtsfamilie mit Durchschnittseinkommen und kleinem Häuschen in einem Vorort Münchens, ordentlich, unauffällig und auf ihren guten Ruf bedacht. Nina hat einen zwei Jahre jüngeren Bruder, der das erklärte Wunschkind der Eltern ist. Sie dagegen stand etwas im Hintergrund, so zumindest hat sie es immer empfunden. Nina wurde jedoch gegenüber dem Bruder nicht bewußt benachteiligt. Beide Kinder wurden von den Eltern sehr verwöhnt und umsorgt. Unangenehmes wird von ihnen ferngehalten. Bei Schwierigkeiten wendet man sich an den Vater: „Er wird's schon richten." Papa erledigt das dann auch, er packt seine Kinder und seine Frau in Watte.

Schüchternheit und Hemmungen

Nina war 19 Jahre, als ich sie zum ersten Mal sah. Klein und zierlich, unauffällige, ordentliche Kleidung, nicht „ausgeflippt", schwarze, lange Haare, auffällig die großen, braunen, dunkel umrandeten Augen in ihrem schmalen, blasen Gesicht. Sie wirkt schüchtern und verunsichert, vermeidet jeden Blickkontakt. Nina ist sichtlich verlegen und gehemmt, manchmal versucht sie ein gequältes Lächeln. Sie spricht langsam und mit leiser, verhaltener Stimme, wiederholt sich des öfteren und verliert den roten Faden. Das Gespräch schleppt sich dahin, der Gesprächskontakt ist nur mühsam aufrechtzuhalten. Nina wirkt sehr resigniert und depressiv.

„Über mich kann ich nicht viel sagen. Ich kann schlecht nein sagen, wenn jemand was von mir will, weil ich niemanden enttäuschen möchte. Ich kann da wenig dagegensetzen und bin sehr leicht zu überreden. Wenn ich dann alleine zu Hause bin, werde ich oft sehr aggressiv und gereizt über mich. Es nervt mich, daß ich so abhängig bin von anderen und einfach nicht nein sagen kann! Ich kann es überhaupt nicht ertragen, wenn mich jemand nicht für voll nimmt oder mich gar auslacht. Außerdem fällt es mir wahnsinnig schwer, vor anderen Gefühle zu zeigen. Ich schäme mich da irgendwie. Mit Tabletten geht das wesentlich besser. Da taue ich richtig auf und kann viel mehr aus mir herausgehen. Ich hab dann auch ein ganz anderes Zutrauen zu mir. Wenn ich keine nehme, rede ich fast gar nichts, obwohl ich es möchte. Ich habe dann einfach Hemmungen und die Angst, mich lächerlich zu machen. Es fällt mir auch schwer, jemand in die Augen zu schauen. Spricht mich jemand an, dann reagiere ich vor lauter Unsicherheit meist abweisend. So komme ich natürlich kaum mit anderen in Kontakt."

Nina hadert mit sich selbst und leidet unter ihrer Kontaktschwäche. Statt dagegen anzugehen, zieht sie sich lieber in ihr Schneckenhaus zurück, sieht fern oder blättert in Illustrierten. Oft findet sie alles öde und langweilt sich. Sie hätte gern ein richtiges Hobby, zum Beispiel würde sie gerne Gitarrespielen, aber: „Ich fange immer neue Dinge mit Begeisterung an und führe sie dann nicht zu Ende. Ich weiß, daß ich mich damit immer selbst um meinen Erfolg bringe, aber irgendwie kriege ich das einfach nicht auf die Reihe. Ich komme mir oft wie ein totaler Versager vor. Nichts klappt bei mir."

Der Einstieg – „Ich verlor meine Hemmungen"

Ihren Einstieg in die Sucht schildert Nina so:

„Mit 14 Jahren habe ich von meiner Mutter zum ersten Mal Tabletten wegen meiner Kopfschmerzen bekommen. Damals hatte ich öfters Migräneanfälle. Ich spürte, daß ich von den Tabletten auch in viel bessere Stimmung kam, deshalb habe ich sie dann wieder gelegentlich genommen. Bei meiner Mutter lagen sie ja überall herum. Sie hatte ständig Migräne. Endlich hatte ich etwas gefunden, was mich fröhlicher und irgendwie auch selbstbewußter machte. Ich kam besser mit allem klar und traute mir mehr zu, verlor meine Hemmungen vor anderen.

Irgendwann so um die Sechzehn kam ich dann drauf, daß die Tabletten bei mir besonders gut wirkten, wenn ich dazu Alkohol, also ein Glas Wein oder Bier, trank. Dann wurde ich total high und richtig aufgedreht und konnte mit den Leuten viel besser reden. Ich war damals mit mir sehr unzufrieden. Aber ich wußte keinen Ausweg aus der Situation. Es ging nicht vor und nicht zurück. Das war sehr quälend für mich. Einerseits wollte ich selbständig werden, wollte weg von den Eltern und über alles selber bestimmen. Aber auf der anderen Seite war zu Hause alles so einfach für mich, ich brauchte mich um nichts zu kümmern." Nina haßt ihre Unentschlossenheit. Sie zählt noch eine Reihe anderer Dinge auf, die sie nicht an sich mag, vor allem ihren Mangel an Ausdauer und Durchhaltevermögen.

„Mit meinen Problemen wollte ich selber klarkommen und niemanden um Rat fragen, weder meine Eltern noch meine Freunde. Dadurch habe ich mich oft zurückgezogen. Ich wollte dann allein sein. Dann gab es aber auch Tage, da hätte ich eine Abwechslung gebraucht und wäre gern mit Freunden ausgegangen. Meist hatte dann niemand Zeit. Dann saß ich zu Hause herum oder lief allein durch die Stadt. Ich hatte das Gefühl, der einsamste Mensch der Welt zu sein.

Mit 17 verliebte ich mich in einen sehr netten Arbeitskollegen. Wenn wir uns trafen, habe ich vorher immer Tabletten genommen und ein Glas Wein getrunken. Das brachte mich in gute Stimmung und gab mir mehr Sicherheit. Wenn ich nicht high war, hatte ich immer Angst, er könnte mich auslachen und lästern wegen meiner Unerfahrenheit, für die ich mich schämte. Oder sagen, ich sei gefühlskalt. Nach einiger Zeit wollte er mit mir schlafen. Ich hatte zwar bedenken, weil ich die Pille nicht nahm, sagte aber nach einigem Zögern trotzdem ja. Ich hatte Angst, ihn sonst zu verlieren. Aber ich konnte mit ihm nur schlafen, wenn ich high war. Weil ich eben keine Gefühle zeigen kann und irgendwie neben mir stehe. Nach einigen Monaten, in denen ich sehr verliebt war, habe ich gemerkt, daß ich schwanger bin. Er wollte auf keinen Fall ein Kind und schon gar keine Heirat. Ich habe ihm gesagt, daß mir dann nichts anderes übrigbliebe, als in die Klinik zur Abtreibung zu gehen. Seitdem ist er nicht wiedergekommen. Das war ein Riesenschock für mich. Ich war sehr unglücklich darüber und habe es eigentlich nie ganz überwunden. Meinen Eltern gegenüber habe ich alles verheimlicht, auch die Abtreibung.

Von der Gewöhnung in die Abhängigkeit

Wenn ich Tabletten nahm, konnte ich die ganze Katastrophe für ein paar Stunden vergessen. Ich wurde gleichgültiger, nahm mir dann nicht alles so zu Herzen. Wenn die Wirkung der Tabletten nachließ, wurde ich sehr gereizt und nervös. Am meisten störte mich, daß ich so empfindsam wurde. Ich fing ganz leicht an zu heulen. Die Heulerei sah ich als Schwäche an. Menschen, die dauernd jammern und heulen, kann ich nicht ausstehen. Meine miese Stimmung ging jedoch sofort weg, wenn ich wieder Tabletten nahm." Im Lauf der Zeit braucht Nina immer mehr Schmerztabletten, um in gute Laune zu kommen. Das steigerte sich in den nächsten eineinhalb Jahren auf bis zu 15 Tabletten pro Tag. Dazu kam noch der Alkohol, der immer mehr wurde. Sie nahm die Tabletten auch schon während des Tages ein. Der Alltag wurde ihr sonst zu öde. Schritt für Schritt rutschte sie aus der Gewöhnung in eine Abhängigkeit von Tabletten.

Nina versucht, ihren Zustand vor ihren Eltern zu verheimlichen. Auf Dauer ist das jedoch kaum möglich. Die Eltern sehen die Entwicklung ihrer Tochter mit Sorge. Sie sind ratlos. Sich an eine Beratungsstelle zu wenden, ist ihnen peinlich. Was würden die Nachbarn sagen, wenn das bekannt würde. Man will die „Heile-Welt-Fassade" aufrechterhalten und nicht ins Gerede kommen. Das Ganze wird unter den Teppich gekehrt. „Das wird schon wieder werden mit unserer Nina, eine Übergangsphase", reden sich die Eltern ein. Man versucht, sie mit Geschenken aufzuheitern. Nina bekommt ein eigenes Videogerät für ihr Zimmer, einen eigenen Fernseher hat sie bereits seit Jahren. Sie lebt sehr zurückgezogen. Die Tabletten machen sie passiv und gleichgültig. Sie ist viel in ihrem Zimmer und döst vor sich hin, der Fernseher läuft ununterbrochen. Das Bett wird zu ihrem beliebtesten Aufenthaltsort.

Der erste Entzugsversuch

Die Tabletten bekommt sie von einer Ärztin, bei der sie immer über Migräneanfälle klagt. Als die Mengen, die sie braucht, immer größer werden, weigert sich die Ärztin schließlich, ihr weiterhin Rezepte zu verschreiben. Nina versucht, ihren Tagesbedarf über mehrere Ärzte zu organisieren. Das wird ihr jedoch auf Dauer zu „stressig". Nina beginnt einen Selbstentzug:

„Wegen der Schwierigkeiten habe ich versucht, die Tabletten langsam selbst herunterzudosieren. Das war nicht einfach. Nach etwa drei Wochen war ich nahezu auf Null. Aber dieser Zustand war für mich unerträglich. Ich konnte nicht schlafen, hatte starke Gliederschmerzen, schwitzte und zitterte, dazu kam ein stechendes Kopfweh. Es war wie bei einer schweren Grippe. Außerdem hatte ich eine fast panikartige Angst, den Raum zu verlassen. Das Gefühl, ein totaler Versager zu sein, war stärker denn je. Ich konnte einfach nicht mehr und nahm schließlich wieder Tabletten. Es kam mir wie eine Erlösung vor. Die Entzugserscheinungen waren wie weggeblasen. Das war eine Wohltat! Ich fühlte mich auch insgesamt besser und getraute mich wieder unter Menschen – eben weil ich mit Tabletten weniger Hemmungen habe und leichter mit Leuten in Kontakt komme, und weil ich dann besser meine Gefühle zeigen kann."

Entwicklung zur Mehrfachabhängigkeit (Polytoxikomanie)

Nina kommt alleine nicht von ihrer Tablettenabhängigkeit los. Da die Wirkung der Tabletten nachläßt, steigert sie ihren Konsum. Die Angst vor den Entzugserscheinungen bestimmt total ihr Leben. Sie rennt von Arzt zu Arzt, um ihre Tabletten zu bekommen. In ihrer Firma ist man mit ihr nicht mehr zufrieden. Nina fehlt häufig, ist ständig müde und abgeschlagen, ihre Arbeitsleistung wird immer schwächer. Um tagsüber besser durchzuhalten, beginnt sie zusätzlich Aufputschmittel zu nehmen. Schließlich findet sie einen Arzt, der ihr alle Tabletten in der Dosis verschreibt, die sie inzwischen braucht.

„Ich sagte dem Arzt, daß ich nicht mehr weiter wüßte und schon an Selbstmord gedacht hätte. Gegen eine Gebühr von 20,– DM verschrieb er mir meine Tabletten auf Privatrezept. Zu der Zeit hatte ich einen sehr schlechten Schlaf, wahrscheinlich wegen der Aufputschmittel. Auf meine Bitten hin bekam ich von dem Arzt zusätzlich ein Beruhigungsmittel. Mit dieser Kombination fühlte ich mich nach langer Zeit endlich wieder richtig gut. Meine Freundin sagte, ich sei wie ausgewechselt."

Aus der anfänglichen Einnahme von Kopfschmerztabletten ist bei Nina inzwischen eine Mehrfachabhängigkeit entstanden. Durch den Mischkonsum ist die Gefahr lebensbedrohlicher Vergiftungen stark erhöht. Viele der Drogentodesfälle der letzten Jahre sind darauf zurückzuführen. Nina braucht im Lauf der Zeit immer mehr Tabletten. Sie hat Skrupel gegenüber dem Arzt. Ganz unerwartet eröffnet er ihr eines Tages, ihr nur noch für eine Woche die Tabletten zu verschreiben. Er könne das nicht mehr verantworten. Sie müsse einen Entzug machen. Der Arzt empfiehlt ihr, sich an eine Drogenberatungsstelle zu wenden und gibt ihr eine Adresse.

„Ich wollte jedoch nicht aufhören und hatte eine panische Angst davor. Mein letzter Entzug saß mir noch in den Knochen. Als die Sprechstundenhilfe den Arzt kurz in das andere Sprechzimmer holte, ließ ich einen Stapel Privatrezepte mitgehen. Sie waren bereits gestempelt. Ich füllte sie genau nach der Vorlage eines alten Rezeptes aus und bekam damit in der Apotheke problemlos meine Tabletten. Ich hatte zwar ein sehr schlechtes Gewissen, aber die Angst vor dem Entzug war stärker. Nach einigen Wochen kam plötzlich die Polizei zu uns ins Haus und verhörte mich wegen der Rezepte. Der Apotheker hatte den Arzt angerufen, die Sache war ihm nicht mehr geheuer. Meine Eltern waren völlig aus dem Häuschen. Ich wußte mir keinen Rat mehr und ging zur Drogenberatung. Gleich am nächsten Tag kam ich in die Klinik und begann einen stationären Entzug."

Für Ninas Eltern bricht eine Welt zusammen. Trotz der vielen warnenden Hinweise können sie es einfach nicht begreifen, was mit ihrer Tochter geschehen ist. Wie konnte sich das sonst so scheue Mädchen zu einer Rezeptfälschung hinreißen lassen? Das war doch nicht mehr ihre Nina. Ähnlich geht es auch anderen Eltern von drogenabhängigen Kindern. Sie wollen einfach nicht glauben, daß ihr Kind durch die Sucht eine Art ferngesteuerter Roboter wird, der nach anderen Gesetzen funktioniert. Die einzige Triebfeder: „Wenn ich nicht in drei Stunden meinen Stoff habe, bekomme ich einen Entzug. Deshalb brauche ich unbedingt meine Droge – koste es, was es wolle." Im Entzug gehorchen Abhängige in der Regel keinem anderen Gesetz – das bringt selbst ein schüchternes Mädchen wie Nina dazu, Rezepte zu fälschen und kriminell zu werden.

„Wir haben doch alles für unser Kind getan"

„Wie konnte das nur passieren? Wir haben doch alles für unser Kind getan und ihm alle Schwierigkeiten aus dem Weg geräumt." Eine Frage, die sich Eltern von Drogenabhängigen oft stellen. Nina brauchte sich nicht mit Schwierigkeiten auseinandersetzen. Das hat alles Vater oder Mutter für sie erledigt. Ein bequemer, aber verhängnisvoller Weg für Nina. Sie konnte dadurch nicht das Zutrauen aufbauen, mit Schwierigkeiten selbst fertigzuwerden. Man kann sich da nicht in die Tasche lügen. Nur aus der Erfahrung, Probleme selbst zu meistern, baut sich Vertrauen in die eigenen Fähigkeiten auf. Daraus wiederum entsteht Selbstsicherheit und Stolz auf die eigene Leistung, eben ein gutes Selbstwertgefühl.

Fordern statt verwöhnen ist deshalb ein Leitsatz für die Suchtprävention. Erziehung bedeutet in diesem Zusammenhang, meinem Kind dabei zu helfen, von mir unabhängig zu werden. Eine der wichtigsten Fragen in diesem Zusammenhang ist: Kann das mein Kind nicht schon selbst machen? Ich mag es zwar besser können und schneller, aber damit enthalte ich meinem Kind die wichtigste Droge, das Lebenselixier „Erfolgserlebnis“ vor. Die Folge: Unselbständigkeit und Versagergefühle, Risikofaktoren für eine Suchtentwicklung wie bei Nina. Dazu kam die unkritische Einstellung der Mutter zu Schmerz- und Schlafmitteln und die verführerische „Griffnähe“ der legalen Drogen. Nina brauchte sich nur am häuslichen Arzneischränkchen zu bedienen. Kommen dann noch akute Krisen dazu, bei Nina war es die Liebesenttäuschung und die Abtreibung, ist der Weg in die Abhängigkeit vorprogrammiert.

Wie in vielen Fällen hatten Ninas Eltern viel zu spät erkannt, wie gefährdet ihre Tochter war. Das war auch nicht einfach, denn Nina hatte im Anfangsstadium alles sehr geschickt verheimlicht. Das Klima emotionaler Sprachlosigkeit innerhalb der Familie erleichterte ihr die Tarnung. Durch die Unfähigkeit, einander Gefühle zu zeigen, entwickelten sich keine tiefergehenden Beziehungen. Alles blieb an einer pseudoharmonischen Oberfläche. Probleme und Aggressionen wurden unter den Teppich gekehrt.

Aber selbst als die Eltern schließlich wußten, wie schlimm es um die Tochter stand, entwickelten sie keine konsequente Haltung. Sie versuchten es mit guten Worten und Verwöhnung, eine Haltung, die bei drogenabhängigen Kindern in der Regel nichts ändert und letztendlich suchtverlängernd wirkt. Mit der Frage, wie Eltern eine Suchtgefährdung möglichst früh erkennen können, beschäftigen wir uns im nächsten Kapitel.

2. Symptome der Suchtentwicklung

a) Allgemeine Symptome

Risikofaktoren für eine spätere Suchtentwicklung beginnen sich meist schon in früher Kindheit zu entwickeln. Lange bevor Jugendliche wie Nina und Stefan drogenabhängig werden, zeigen sie in der Regel Warnsignale. Nina war schon im Kindergarten scheu und unsicher, nahm von sich aus wenig Kontakt zu anderen Kindern auf und spielte lieber alleine in einer Ecke. Meist schien sie in ihrer eigenen Traumwelt zu leben, aus der sie nur ungern in die Wirklichkeit zurückkommen wollte. Sie stand immer im Schatten ihres jüngeren Bruders, dem Wunschkind der Eltern, und zog sich auch in der Familie gerne in den Schmollwinkel zurück.

Stefan hatte keine Probleme damit, andere Kinder anzusprechen, er war ein sehr kontaktfreudiges und aktives Kind. Aber er konnte sich nur schlecht einfügen, wollte immer im Mittelpunkt stehen. Beim Spielen sollte alles nach seinem Kopf gehen. Er war kein guter Verlierer, gab schnell auf und hatte wenig Durchhaltevermögen. Während man sich bei der ruhigen, eher passiven Nina etwas mehr Aktivität gewünscht hätte, war Stefan oft ein überdrehter, zappeliger Störenfried, der sich nur schlecht auf eine Sache konzentrieren konnte. Beide hatten keine festen langdauernden Freundschaften. Bei Nina spielten dabei ihre Hemmungen und ihr Rückzugsverhalten eine Rolle. Stefan hatte eine Vielzahl oberflächlicher Kontakte. Er sprach zwar von „seinen Freunden", aber auf Grund seiner Selbstbezogenheit und Geltungssucht waren diese Kontakte meist nicht von langer Dauer.

Eine weitere Gemeinsamkeit: Bei beiden entwickelte sich schon früh eine ausgeprägte passive Konsumhaltung. Sie konnten wenig mit sich selbst anfangen, hatten keine Hobbys und langweilten sich leicht. Schon als Kleinkinder saßen sie viele Stunden vor dem Fernseher. Auffällig bei Nina war ein ausgeprägter, suchtartiger Hang zu Süßigkeiten aller Art. Sie konnte ihn ausgiebig befriedigen, ohne daß die Eltern protestierten. Erziehung zu Verzicht war in beiden Familien nicht angesagt; es wurden nur selten Grenzen gesetzt. Die „Dauerberieselung" durch das Fernsehen wurde nicht genügend problematisiert und schon gar nicht eingeschränkt. Gab es seitens der Eltern einmal einen zögerlichen Einwand, so genügte meist schon ein „die anderen dürfen viel mehr fernsehen", um weiter in die Röhre gucken zu dürfen.

Um hier gleich einem Mißverständnis vorzubeugen: Es besteht kein Grund, bei den ersten Anzeichen der hier geschilderten Verhaltensweisen in Panik zu geraten. Sie lassen sich in der einen oder anderen Form fast bei jedem Kind beobachten. Erst wenn die verschiedenen Anzeichen stärker ausgeprägt sind und wenn eventuell auch die Kindergärtnerin oder der Lehrer darauf hinweisen, dann sind es Warnsignale. Sie sollten für die Eltern Anlaß sein, sich mit der Kindergärtnerin bzw. dem Lehrer ausführlich zu besprechen. Bei längerem Andauern ist der Kontakt mit einer Erziehungsberatungsstelle sinnvoll.

Mit den Fallbeispielen von Stefan und Nina sollte gezeigt werden, wie unterschiedlich die Wege in die Abhängigkeit sein können. Es gibt nicht die typische Suchtentwicklung, ebensowenig wie es die typische Suchtpersönlichkeit gibt. Bei jedem Jugendlichen ist sie etwas anders. Das macht die Früherkennung für Eltern schwierig. Doch es gibt auch eine Reihe von Gemeinsamkeiten. Dafür können Eltern ein Gespür entwikkeln und hellhörig werden. Das Erkennen einer Suchtentwicklung ist Voraussetzung dafür, möglichst früh helfen und so das Kind vor einem tiefen Abgleiten in die Sucht schützen zu können. Je früher die erste Intervention erfolgt, desto größer die Wahrscheinlichkeit, daß das Kind wieder aus der Sucht herausfindet.

Die kritische Zeit des Einstiegs in den Drogenkonsum liegt meist zwischen zwölf und 16 Jahren, manchmal auch schon früher. Stefan und Nina begannen mit 14 Jahren Drogen zu nehmen. Vom Erstkonsum bis zum Vollbild der Abhängigkeit vergehen meist mehrere Jahre. Stefan war mit 16, Nina mit 17 Jahren abhängig. Die Sucht entwickelt sich stufenweise über mehrere Stadien. Krisen können sie beschleunigen. Eine Reihe von Risikofaktoren zeigen einen klaren Zusammenhang zum Einstieg in eine Drogenabhängigkeit. Davon war bereits die Rede (siehe Abb. 1). Die Zusammensetzung ist wie bei Nina und Stefan von Person zu Person unterschiedlich. Jedoch gibt es viele Gemeinsamkeiten. Beide hatten eine starke Störung des Selbstwertgefühls, ein häufiger Risikofaktor bei vielen jugendlichen Suchtgefährdeten. Die Jugendlichen haben Angst, nicht für voll genommen und akzeptiert zu werden, verbunden mit starker Unsicherheit und leichter Gekränktheit. Sie sind abhängig von Anerkennung und Bestätigung und ständig auf der Suche danach. Bekommen sie beides nicht, stellt sich ein bohrendes, schmerzliches Versagergefühl ein. Sie ruhen nicht in sich selbst. Schon kleinste kritische Bemerkungen lösen starke Selbstzweifel aus und verletzen das labile Selbstwertgefühl stark und nachhaltig. Sie werden nicht als Kritik an einem Verhalten, sondern als Bedrohung der gesamten Person erlebt und lösen starke Urängste aus. Die Angst, verlassen zu werden, allein, ungeliebt, ohnmächtig und hilflos zu sein. Im Ablösungsprozeß von der Familie gewinnt die Anerkennung und Bestätigung durch die Gruppe der Gleichaltrigen eine ganz besondere Bedeutung. Die Geborgenheit und Wertschätzung durch die Familie ist in dieser Phase dafür kein Ersatz mehr.

Oft ist die Fähigkeit, mit Belastungen und unangenehmen Gefühlen aktiv umzugehen und fertigzuwerden, nur ungenügend entwickelt. So sind vor allem die Jugendlichen suchtgefährdet, die Unlustgefühle wie Angst, Spannung, Zurücksetzung, Kränkung, Trauer, Enttäuschung – kurz Konflikte, Probleme oder Belastungen jeglicher Art – nur schwer über einen längeren Zeitraum ertragen und verarbeiten können. Der Konsum von Suchtmitteln wird zur einzigen Möglichkeit, frustrierende Situationen zu vergessen und Versagergefühle zu betäuben. Die Droge fördert ein Vermeidungsverhalten und hilft, der Alltagsrealität zu entfliehen anstatt sich damit zu konfrontieren. Dabei verkümmern die noch vorhandenen aktiven Fähigkeiten zur Problembewältigung und Stimmungsveränderung.

Ein weiteres Gefahrenmoment kommt hinzu, wenn der Gefährdete auf andere Jugendliche trifft, die seine Protest- und Aussteigerhaltung oder seine passive „Null-Bock"-Ideologie auch noch verstärken. Das gibt ihm ein Gefühl der Zugehörigkeit und des Angenommenseins, wie er es sonst nirgendwo erlebt. Für die Wahl der Suchtmittel im Anfangsstadium und auch beim Übergang zu härteren Drogen, wie z.B. von Haschisch zu Heroin, ist der in der Clique vorherrschende Konsum von ausschlaggebender Bedeutung. Dies geht aus sämtlichen Untersuchungen zum Drogeneinstieg und zur weiteren Suchtentwicklung klar hervor. Es wird eben das eingenommen, was in der Gruppe gerade „in" ist. Anerkennung in der Clique wächst durch Drogen- und Alkoholkonsum. Wer am meisten konsumiert, hat Ansehen und Status. Eine gefährliche Verlockung, besonders für Jugendliche mit starken Minderwertigkeitsgefühlen.

Stadium der Drogengefährdung

Wenn sich junge Menschen durch die Droge sicherer und stärker fühlen und dadurch in ihrer Clique besser ankommen, kann es sehr schnell gefährlich werden. Insbesondere dann, wenn die Drogen durch entsprechende Kontakte griffnah sind und der weitere Nachschub durch reichliches Taschengeld finanziell gesichert ist. Aus einem euphorischen Anfangsstadium, einer trügerischen Pseudoharmonie, entwickelt sich rasch das zweite Stadium der Gewöhnung und Einengung auf das Suchtmittel (siehe Abbildung 3). Spätestens dann ist ein Jugendlicher *akut gefährdet.* Bei jeder frustrierenden Situation flüchtet er sich in die Droge. Im Leistungsbereich, ob Schule oder Beruf, treten Probleme auf. Die Freizeitinteressen haben sich auf den Konsum von Suchtmitteln eingeengt. Ohne Drogen hängt der Jugendliche herum, brütet vor dem Fernseher, alles ödet ihn an. Er verliert die Fähigkeit, aktiv mit sich selbst etwas anzufangen und daran Spaß zu haben. Der wachsenden Kritik der Umwelt weicht er aus, leugnet jegliches Problem ab und reagiert gereizt, wenn er von Eltern, Lehrern oder Freunden, die keine Drogen nehmen, zur Rede gestellt wird. „Macht euch keine Sorgen, ich habe das prima unter Kontrolle. Außerdem, Alkohol ist viel gefährlicher als das bißchen Haschisch, das ich rauche!", ist häufig die Antwort auf solche Vorhaltungen.

Übergang in die Drogenabhängigkeit

Der Drogengefährdete zieht sich immer mehr zurück. Er wird empfindlicher, ist sehr oft gereizt. Rückzug, Verleugnung, Verdrängung, Vermeidung: Verhaltensweisen, die eine Gefährdung kennzeichnen und schließlich in die Abhängigkeit führen. Der Satz: „Sucht ist Flucht" ist sehr bezeichnend für den schleichenden, oft fast unmerklichen Übergang von der Gefährdung zur Abhängigkeit. Je schwerer es fällt, eine Pause einzulegen, desto näher ist man diesem dritten Stadium, der Abhängigkeit oder Sucht. Es kommt zu einem Verlust der Kontrolle über die Einnahme. Die Droge hat jetzt die Oberhand und kontrolliert den Abhängigen. Wenn er aufhören will, bekommt er Entzugserscheinungen. Die Frage: „Bin ich abhängig?" ist für den Betroffenen relativ leicht zu beantworten. „Ja, ich bin abhängig, wenn ich meine Droge um jeden Preis haben muß, immer mehr davon brauche und beim Versuch, aufzuhören, Entzugserscheinungen bekomme, also keine Pausen mehr einlegen kann." Eine Gefährdung liegt dann vor, wenn der Jugendliche beginnt, sich an seine Droge (z.B. Alkohol oder Haschisch) zu gewöhnen. Er hat zwar noch keine Entzugserscheinungen, sobald er sie nicht einnimmt, aber es fällt ihm zunehmend schwer, auf seinen „Stoff" zu verzichten und eine Pause einzulegen.

Für Eltern ist es jedoch oft sehr schwierig, eine Drogenabhängigkeit oder erst recht eine Gefährdung bei ihrem Kind zu erkennen. Das Problem: Der Drogenkonsum wird prinzipiell verheimlicht und abgeleugnet. Für die Früherkennung sind Eltern und Angehörige deshalb auf indirekte Zeichen angewiesen. Es sind eine Reihe von Veränderungen über einen längeren Zeitraum, entsprechend den Stadien der Suchtentwicklung. Sie fügen sich nach und nach zu einem Mosaik zusammen und sollten Eltern hellhörig machen.

Zu unspezifischen Veränderungen, die von Person zu Person erheblich variieren können, kommen je nach Drogenart spezifische Symptome. Sie werden durch das spezielle Wirkungs-

Allgemeine Symptome der Suchtentwicklung:

- Wechsel des Freundeskreises, eventuell szenetypische Veränderungen (Frisur, Ringe, Tätowierungen usw.); Aufgabe der Kontakte zu drogenfreien Freunden, sozialer Rückzug
- Aufgabe strukturierter Freizeitaktivitäten (Sport, Hobbys), passives Herumhängen
- Tagesablauf verändert und auf Drogenbeschaffung ausgerichtet; oft tagsüber schläfrig, nachts aktiv; häufig Anrufe Unbekannter
- Erhöhter Geldbedarf ohne sichtbare Anschaffungen, ständige Geldnöte und Schulden
- starker Leistungsknick (oft müde, unkonzentriert, vergeßlich, unpünktlich), Abbruch Schule/Lehre; Schuldzuweisungen für Versagen an andere
- Häufige Erkrankungen (z.B. chronischer Husten, Leberentzündungen, Blutbildveränderungen, Kreislaufstörungen)
- Ungesundes Aussehen, z.B. blasse, gelbliche Gesichtsfarbe, oft deutliche Abmagerung
- Starke Vernachlässigung des äußeren Erscheinungsbildes (Kleidung, Körperpflege, z.B. häufig Zahnverfall) und des Zimmers bzw. Wohnung (Zeichen der Verwahrlosung)
- Wesensveränderung und deutliche Stimmungsschwankungen: Wechsel von Gereiztheit, Unruhe, Schweißausbrüchen, Zittern (beginnender Entzug) zu entspannter Stimmung, Schläfrigkeit und Passivität, meist nach unmotiviertem Zurückziehen und längerem Aufenthalt in abgeschlossenen Räumen (heimliches Fixen bzw. Rauchen der Droge)
- Im Gespräch unkonzentriert, unfähig aufmerksam zuzuhören

profil der konsumierten Droge ausgelöst. Zunächst zu den unspezifischen Veränderungen. Die häufigsten sind hier noch einmal tabellarisch aufgeführt.

Man sollte sich jedoch vor verfrühten Verdächtigungen auf Drogenkonsum hüten. Besser ist es, zunächst einmal die beunruhigenden Verhaltensveränderungen anzusprechen und seine Hilfe anzubieten. Außerdem sollte man sich bei fachlich kompetenten Stellen (z.B. Jugend- oder Drogenberatungsstellen, Ärzte) Informationen und Rat holen, um dadurch mehr Klarheit zu bekommen. Natürlich ist Offenheit und Ehrlichkeit in dieser Situation wichtig. Durch Mißtrauen und einen unausgesprochenen Dauerverdacht auf heimlichen Drogenkonsum würde die Beziehung zum Kind stark belastet. Aber das bedeutet nicht, mit jeder vagen und vielleicht völlig unbegründeten Vermutung sofort herauszuplatzen, sondern sich erst einmal gründlich zu informieren. Außerdem besteht die Gefahr, mit dauernden Verdächtigungen beim Jugendlichen sogenannte „Jetzt-erst-recht-Phänomene" auszulösen und ihn damit unfreiwillig erst auf den Geschmack zu bringen.

b) Drogentypische Symptome der Suchtentwicklung und Drogenübersicht

Wenn zu diesen unspezifischen Symptomen noch spezielle Hinweise auf bestimmte Drogen dazukommen, sollten die Eltern auf jeden Fall handeln. *Spezifische Symptome* können z.B. herumliegende Drogenutensilien (Spritzen, Tablettenschachteln, Ampullen usw.), Einstichstellen, Veränderungen der Pupillen (z.B. Stecknadelpupillen bei Opiatkonsum, weite Pupillen bei Aufputschmitteln und Kokain), schwankender Gang, Zittern, Schweißausbrüche oder andere Entzugserscheinungen sein – die Skala der Möglichkeiten ist weit. In Abbildung 6 sind die gebräuchlichsten Drogen nach ihrem Aussehen, der Einnahmeart und den Erkennungsmerkmalen bei Konsum, Entzug und Überdosierung tabellarisch aufgelistet. Der Schwerpunkt dieser Übersicht ist also ganz bewußt auf die Kriterien der verschiedenen Drogen gerichtet, die für das Erkennen eines Konsums hilfreich sein können.

Bei Auftreten drogenspezifischer Symptome sollten sich Eltern auf jeden Fall umgehend mit einer Drogenberatung, einem Elternkreis oder Arzt in Verbindung setzen, den Verdacht abklären und gemeinsam eine Strategie für das weitere Vorgehen überlegen. Von weiterem Zuwarten raten wir dringendst ab. Ebenso hat es sich nicht bewährt, in der verständlichen Panik das Kind sofort mit dem schockierenden Verdacht zu konfrontieren. Besser ist es, sich erst Informationen und Rat einzuholen. Dadurch gewinnt man Abstand zum Problem und emotionalen Halt, das Handeln wird effektiver. Grundsätzlich kann man sagen: Wenn Eltern das Gefühl haben, mit ihrem Kind stimmt etwas nicht mehr und es könnten Drogen mit im Spiel sein, dann ist dies meist richtig. Das haben zumindest unsere Erfahrungen in der Drogenberatung gezeigt. Wenn Meinung gegen Meinung steht und die Atmosphäre zu Hause durch Mißtrauen gekennzeichnet ist, schlagen wir häufig einen Urintest vor. Wenn das Kind damit einverstanden ist, kann damit zumindest ein möglicherweise unbegründeter Verdacht aus der Welt geschafft werden. Durch eine spezielle Untersuchungstechnik (Haaranalyse) kann inzwischen sogar erfaßt werden, ob es sich nur um kurzfristigen oder länger andauernden Drogenkonsum handelt. Meist wird jedoch ein Test abgelehnt. Stefan z.B. verweigerte jede Art von Test. Er hatte gute Gründe.

Falls der Verdacht nicht entkräftet wird, sollte man dem Kind sagen, daß man seinen Beteuerungen nicht glaubt und die weitere Entwicklung wachsam verfolgen wird. Auf keinen Fall jedoch sollte man sich auf ein zermürbendes Dauerargumentieren einlassen. Jetzt geht es darum, eine konsequente Grundhaltung zu entwickeln und mögliche suchtverlängernde „Hilfen“ wie z.B. reichliches Taschengeld einzustellen. Laissez-faire Verhalten und der Glaube, es wird sich schon alles wieder einrenken, sind fehl am Platze. Ninas Suchtentwicklung ist dafür ein Beispiel. Wie Eltern in einer solchen Situation wirksam helfen können, darüber mehr in Kapitel III.

Sämtliche der in Abbildung 6 aufgeführten Drogen erzeugen eine Abhängigkeit. Sie ist durch drei Symptome gekennzeichnet:

1. Unwiderstehlicher Drang zur ständigen oder periodischen Einnahme des Rauschmittels.
2. Körperliche und/oder psychische Entzugserscheinungen bei Absetzen des Rauschmittels.
3. Toleranzentwicklung: Die gewünschte Wirkung des Rauschmittels wird bei gleicher Einnahmemenge schwächer oder tritt nicht mehr ein. Der Körper hat sich an das Rauschmittel gewöhnt.

Die körperlichen Entzugserscheinungen variieren von Droge zu Droge (siehe Abb. 6). Sie können sich zum Beispiel durch Zittern, Fahrigkeit, Schweißausbrüche, Schüttelfröste, Gliederschmerzen, Muskelkrämpfe bis hin zu Krampfanfällen bemerkbar machen. Nicht alle in der Übersicht aufgeführten Drogen erzeugen eine körperliche Abhängigkeit. Bei Cannabis, den Halluzinogenen, Kokain, den Aufputschmitteln Ecstasy und Schnüffelstoffen ist eine körperliche Abhängigkeit nicht nachzuweisen oder zumindest umstritten. Das bedeutet, daß bei Absetzen der Droge keine körperlichen Entzugserscheinungen auftreten. Eine Droge, die „nur" psychische Entzugserscheinungen macht, z.B. Haschisch, Ecstasy oder Kokain, ist jedoch deshalb nicht ungefährlicher. Die psychische Abhängigkeit ist viel schwerer zu überwinden als die körperliche, die in der Regel nach einem zweiwöchigen Entzug im wesentlichen überstanden ist. Das eigentliche Problem in der Suchtbehandlung ist die psychische Abhängigkeit. Psychische Entzugserscheinungen variieren ebenfalls je nach Drogenart. Neben der unbezwingbaren Gier nach dem Stoff können zunehmende Unruhe und Gereiztheit, Aggressivität, Angst, Verzweiflung und Depressionen typische Symptome sein.

Die Drogenübersicht beginnt mit den vier wichtigsten Gruppen der *illegalen Drogen,* den Opiaten, Cannabisprodukten, Halluzinogenen und dem Kokain. Dann folgen die *legalen Drogen,* zunächst die am häufigsten konsumierten Medikamente, d.h. die Aufputschmittel, Schlaf- und Beruhigungsmittel sowie die Schmerzmittel. Den Abschluß der Übersicht bilden die Schnüffelstoffe, der Alkohol und die Mehrfachabhängigkeit (Polytoxikomanie).

Opiate:

Heroin gehört zu der Gruppe der Opiate. Sie werden aus dem Saft des Schlafmohns gewonnen oder chemisch hergestellt. Heroin wird nur als Rauschmittel benutzt, während andere Opiate auch eine Bedeutung in der Medizin haben: Codeinpräparate als Hustenmittel, Morphium und verschiedene synthetische Opiate (z.B. Dolantin und L-Polamidon) als Schmerzmittel. *L-Polamidon* (Levomethadon) und seit 1. 2. 1994 auch das billigere *Methadon* (Methadonhydrochlorid) werden als Ersatzdrogen in der Substitutionsbehandlung eingesetzt. Auch *Codeinpräparate*, insbesondere Dihydrocodein, werden von manchen Ärzten als Ersatzdrogen in Saft- oder Tablettenzubereitung an Drogenabhängige abgegeben. Eine Maßnahme, die sehr umstritten ist. Zur Gruppe der Opiate gehört auch das Fentanyl. Es wird in der Chirurgie als Kurzzeitnarkotikum eingesetzt. Durch synthetische Veränderung des Fentanyls werden in illegalen Chemielabors neue Molekülstruktur-Designs hergestellt. Sie sind stärker und länger wirksam als die Grundsubstanz und werden auf Grund der Herstellungsweise auch als *Designer Drogen* bezeichnet. Dazu gehört z.B. das unter dem Namen „China White“ bekannte alpha-methyl-Fentanyl. In den USA soll es inzwischen schon viele solcher Fentanyl-Varianten auf dem Schwarzmarkt geben. In Deutschland sind sie bisher noch wenig verbreitet.

Neben dem Fixen oder Schnupfen von Heroin kommt in letzter Zeit verstärkt das *Inhalieren* des *Rauches von Heroin*, das auf heißer Alufolie erhitzt wird (sogenanntes *Folienrauchen)* in Mode. Es ist gerade unter ganz jungen Jugendlichen sehr beliebt. Zum Teil ist das Folienrauchen von Heroin für sie der Einstieg in den Konsum illegaler Drogen und ersetzt damit Haschisch als Einstiegsdroge. Ein gefährliches Ritual, das Jugendliche über die verheerenden Folgen des Heroinkonsums hinwegtäuscht: „Wir hängen schließlich nicht an der Nadel!“ Doch das Inhalieren des Rauches macht auch heroinabhängig. Außerdem besteht die Gefahr, daß man irgendwann zum „ökonomischeren“ Fixen übergeht, so wie Stefan das machte. Denn Heroin ist teuer. 200 Mark kostet ein Gramm zur Zeit auf der Drogenszene.

Ein typisches Kennzeichen nach der Einnahme von Opiaten sind die stark verengten Pupillen, die deshalb auch als „Stecknadelpupillen“ bezeichnet werden. Die Stimmung wird entspannt und „ausgeglichen“, es kommt zur Verlangsamung, Schläfrigkeit und Passivität. Der Abhängige ist „zu“, wie es im Drogenjargon heißt.

Abb. 6: Drogenübersicht

Drogen	Aussehen*	Einnahmeart
Opiate: Heroin Morphium Opium Dolantin Polamidon/ Methadon Codein Fentanyl	weißes oder braunes Pulver, Tabletten, Kapseln, Ampullen, Rohopium braune Kugeln oder Klumpen	Spritzen, Schnupfen, Schlucken, Rauchen (Opium)
Cannabis: Haschisch Marihuana Haschisch-Öl	braune, harzartige Plättchen; Blüten und zerkleinerte Blätter des Hanfs; Öl in kleinen Fläschchen	Rauchen mit Tabak in selbstgedrehten Zigaretten (Joints) oder in Pfeifen; Trinken als Tee; Schlucken in Speisen
Halluzinogene: LSD Mescalin Psilocybin PCP (Phencyclidin)	Tabletten, Kapseln, auf Löschpapier aufgetränkte Flüssigkeit	Schlucken
Kokain: Kokain-HC (Hydrochlorid) Crack („freebase Cocaine“)	weißes Pulver bzw. Kristalle zu Klümpchen verbackene Kristalle	Schnupfen, Rauchen, Schlucken, Spritzen
Ecstasy (siehe eigene Tabelle)		
Aufputschmittel: a) Amphetamine, z. B. Ritalin, Captagon	Tabletten, Pillen, Ampullen	Schlucken, Spritzen
b) AN 1, Reactivan, Tradon		Schlucken
c) Abmagerungsmittel, z. B. Recatol, Mirapront N, Antiadipositum x 112		Schlucken

* meist in Silberpapier, Folie, Fläschchen, Schachteln verpackt

Abb. 6: Drogenübersicht (Fortsetzung)

Erkennungsmerkmale	Entzugserscheinungen	Überdosierung
Stecknadelpupillen; Einstichstellen; „ausgeglichene" Stimmung; verlangsamt, passiv („zu"); Auffinden von Fixer-Utensilien (Spritzen, geschwärzte Löffel, Zitronensäure, blutige Taschentücher)	Gliederschmerzen, Schüttelfrost und Schweißausbrüche; Durchfälle, Tränen- und Nasenfluß, Unruhe und Schlaflosigkeit, Gereiztheit, weite Pupillen	Bewußtseinstrübung, Atemlähmung mit Todesfolge
euphorische, oft läppische Stimmung; verlangsamt und unkonzentriert; Gesicht und Augen gerötet (Kaninchenauge); Pupillen eher weit	Drang zur Wiedereinnahme; Gereiztheit, Unruhe und Schlaflosigkeit	Angstzustände, akute Verwirrtheit, Psychose möglich
abwesend, unruhig und unkonzentriert, teilweise zeitliche und örtliche Orientierungsstörungen; Antriebssteigerung unterschiedlich; Flash-back (Nachhallpsychose)	Drang zur Wiedereinnahme, Reizbarkeit, Unruhe	Horrortrip (Angstpsychose, akuter Verwirrtheitszustand)
weite Pupillen, antriebsgesteigert und sehr aktiv; gesteigertes Selbstbewußtsein; euphorische Stimmung; geringes Schlafbedürfnis; wenig Appetit; je nach Anwendungsart Einstichstellen und Fixer-Utensilien	starker Drang zur Wiedereinnahme, Gereiztheit, Unruhe; Depressionen und Apathie	Kokainpsychose mit optischen Halluzinationen, ängstlicher Verwirrtheit und Verfolgungswahn
weite Pupillen, Angetriebenheit, Redezwang, erhöhte Aktivität, euphorische Stimmung, Selbstüberschätzung; Schlaf- und Appetitlosigkeit	Drang zur Wiedereinnahme; Apathie, Depressionen; lange Schlafperioden	Psychose mit Halluzinationen und Verfolgungswahn; hochgradige Erregung, evtl. Krämpfe

Drogen	Aussehen	Einnahmeart
Schlaf- und Beruhigungsmitttel:		
a) Beruhigungsmittel: Rohypnol Valium Librium Lexotanil Adumbran Tavor	Tabletten und Pillen in verschiedenen Farben; Ampullen	Schlucken; Spritzen
b) Schlafmittel: meist Barbiturate, z. B. Medinox, Vesperax u. a		
Schmerzmittel:		
a) Kopfschmerztabletten z. B. Optadilon, Dolviran, Thomapyrin, Spalt-Tabletten, Fortalidon, Optipyrin	Tabletten und Pillen in verschiedenen Farben; Ampullen	Schlucken in größeren Mengen (z. T. 20–40 Tabletten), oft in Kombination mit Alkohol
b) starke Schmerzmittel z. B. Develin, Tramal, Valoron N		
Schnüffelstoffe: z. B. organische Lösungsmittel in Klebstoffen, Reinigungsmitteln, Sprays	entsprechende Dosen, Tuben, lösungsgetränkte Taschentücher	Inhalieren
Alkohol:		Trinken
Mehrfachabhängigkeit: (Polytoxikomanie)	je nach Droge	je nach Droge

Abb. 6: Drogenübersicht (Fortsetzung)

Erkennungsmerkmale	Entzugserscheinungen	Überdosierung
allgemeine Dämpfung, einschläfernde Wirkung; Angst- und Spannungslösung; Auffinden von Medikamenten-Schachteln oder -Röhrchen	Vorsicht: bei abruptem Absetzen Krampfanfälle möglich! Starker Drang zur Wiedereinnahme; Gereiztheit; Unruhe und Schlaflosigkeit; Kopf- und Gliederschmerzen; Schweißausbrüche und Frösteln	Gleichgewichtsstörungen; Bewußtseinstrübung; Atemlähmung mit Todesfolge
deutlicher Stimmungswechsel nach Einnahme mit Euphorie, gesteigertem Selbstbewußtsein und Antriebssteigerung; Auffinden von Medikamenten-Schachteln oder -Röhrchen	Drang zur Wiedereinnahme; Zittern und Schweißausbrüche; Kopf- und Gliederschmerzen	Gleichgewichtsstörungen, Bewußtseinstrübung
besonderer Geruch, je nach Verdünner; Rausch mit gehobener Stimmung; Benommenheit; Verwirrtheit oder schlechte Ansprechbarkeit	Drang zur Wiedereinnahme; Gereiztheit, Unruhe und Schlaflosigkeit	Bewußtlosigkeit; Erbrechen durch Reizung der Magenschleimhäute; Schädigung der Lunge
Stimmungsveränderung in Richtung heiter-fröhlich bzw. gereizt-aggressiv bzw. entspannt-schläfrig; Alkoholfahne; evtl. gerötetes Gesicht	Unruhe, Gereiztheit, Zittern, Schweißausbrüche; gelegentlich Delir bzw. Krämpfe	Alkoholvergiftung. Bewußtseinsverlust möglicherweise mit Todesfolge
alle vorher erwähnten Erkennungsmerkmale können auftreten	je nach Droge	durch Mischkonsum ist die Gefahr der Vergiftung mit Todesfolge stark erhöht

Zur Vorbereitung der Injektionen wird das Pulver mit Zitronensäure in einem Löffel gelöst und über einer Flamme (Zündholz, Kocher oder Kerze) aufgekocht. Das sind dann zusammen mit Spritzen, Stauschlauch und blutigen Tupfern oder Taschentüchern die sogenannten Fixerutensilien. Ihr Auffinden ist meist ein klarer Hinweis auf den Konsum von Heroin oder anderen Opiaten. Wie sich aus der Spalte „Einnahmeart" der Drogenübersicht (Abb. 6) ergibt, kommen auch Kokain, Aufputschmittel, Schlaf- und Beruhigungsmittel sowie Schmerzmittel dafür in Betracht. Sie werden ebenfalls gelegentlich gefixt. Dadurch entstehen sichtbare Einstichstellen an Ellenbeugen und Händen, aber auch an anderen Körperstellen, z.B. den Unterschenkeln, Füßen oder am Hals. Oft kommt es dabei zu Schwellungen, Blutergüssen, Abszessen und Narben. Die Hände sind häufig aufgedunsen.

Cannabis (Haschisch und Marihuana):

Unter den *Cannabisprodukten* ist *Haschisch* („Shit") das bei uns am weitesten verbreitete illegale Rauschmittel. Meist sind die braunen, harzartigen Plättchen oder Klumpen in Plastikfolie oder Silberpapier eingewickelt. Haschisch wird aus dem Harz der in Blüte stehenden Cannabispflanze gewonnen. *Marihuana* („Gras") besteht aus getrockneten Teilen der Pflanze, meist zerkleinerten Blättern, Stengeln und Blüten und sieht in etwa aus wie Heu oder Tee. Im Haschisch ist die Konzentration des Wirkstoffes THC (Tetrahydrocannabinol) etwa fünfmal so groß wie im Marihuana, im Haschischöl sogar doppelt so groß. Haschisch wird in der Regel mit Tabak in selbstgedrehten; dicken Zigaretten („Joint") oder in Pfeifen geraucht. Typisch die bei Beginn des Rauchens meist angeregt-heitere Stimmung mit unmotivierten Lachanfällen und Kichern und der spätere Wechsel zu Passivität, Abwesenheit und verminderter Ansprechbarkeit. Gespräche finden dann kaum noch statt. Jeder ist in sich gekehrt und döst vor sich hin. Gesicht und Augen sind gerötet („Kaninchenaugen"), die Pupillen eher weit. Gelegentlich kommt es zu panikartigen Angstzuständen mit Verwirrtheit und Paranoia, insbesondere bei sehr hoher Dosierung und in fremder Umgebung. Ein derartiger Zustand, im Drogenjargon auch als „Horrortrip“ bezeichnet, könnte auch auf den Konsum von Halluzinogenen, insbesondere LSD, hinweisen. Die gängige Verharmlosung von Cannabis ist angesichts der schädlichen Wirkungen bei Dauerkonsum nicht gerechtfertigt. Gerade neuere Forschungsergebnisse zeigen, daß es dabei zu Schädigungen des Kurzzeitgedächtnisses kommen kann, die auch nach mehreren Monaten Abstinenz noch weiter andauern. Darüber mehr im Kapitel „Verharmlosung von Haschisch“ (siehe Seite 73).

Halluzinogene:

Unter den *Halluzinogenen* ist der bekannteste und gebräuchlichste Stoff das LSD. Schon ein zehntausendstel Gramm dieses Rauschmittels genügt, um einen mehrstündigen Rausch auszulösen. Für diese winzigen Mengen sind besondere Trägermaterialien erforderlich, z.B. kleine Löschblatt- oder Filzstückchen bzw. Zuckerwürfel, auf die das LSD aufgetropft wird. Es wird auch in winzigen, oft bunten Tabletten angeboten. Neben dem typischen Aussehen des Stoffes kann ebenfalls die starke und abrupte psychische Veränderung nach der Einnahme auffallen. Halluzinationen (deshalb der Name Halluzinogene), örtliche und zeitliche Orientierungsstörungen, extreme Angst- und Panikreaktionen und akute Verwirrtheit prägen nicht selten das Bild. Solche Horrortrips können insbesondere bei zu hoher Dosierung oder in fremder Umgebung auftreten. Auf den therapeutischen Einsatz dieser Droge wegen ihres angeblich direkten Zugangs zum Unterbewußten wird inzwischen weitgehend verzichtet. Als besonderes Risiko kann lange nach dem Konsum von Halluzinogenen der „Flash-back“ (Nachhalleffekt) auftreten. Dabei kommt es zu einem Zustandsbild, das mit dem Horrortrip vergleichbar ist. Weitere Halluzinogene, die jedoch bei uns im Vergleich zu LSD keine weite Verbreitung gefunden haben, sind *Mescalin* (gewonnen aus Peyote-Kakteen) und das *Psilocybin* (gewonnen aus Pilzen).

Eine weitere halluzinogene Droge, deren Verbreitung zuzunehmen scheint, ist das *Phencyclidin,* abgekürzt PCP In der Drogenszene ist es auch unter dem Namen „Angel-Dust“ (Engelstaub) bekannt. Es führt zu einem Rauschzustand mit Allmachtsgefühlen, Halluzinationen und Realitätsverlust. Bei höherer Dosierung kommt es zu starker Verwirrung und Erregung mit aggressivem, unberechenbarem, oft sehr bizarrem Verhalten. Manchmal sogar zu Gewalttaten. Phencyclidin hat sich bisher vor allem in den USA ausgebreitet. Dort wird es auch zusammen mit Crack eingenommen. Diese Kombination wird „Space Base“ genannt und verstärkt die Wirkung von PCP um ein Vielfaches.

Kokain:

Die nächsten Gruppen in der Drogenübersicht sind *Kokain, Ecstasy* und die *Aufputschmittel.* Sie sind bewußt nebeneinander gestellt, weil sie sich in ihren Wirkungen ähneln. Kokain macht „nur“ psychisch abhängig, ist aber auf Grund seiner Wirkungen eine der heimtückischsten Drogen mit einem sehr hohen Suchtpotential. Man kommt in eine rauschhaft euphorische Stimmung, das Selbstvertrauen ist gesteigert bis hin zu extremer Selbstüberschätzung. Der Jugendliche ist unternehmungslustig und sehr aktiv in der Kontaktaufnahme, Hemmungen fallen weg. Das Schlafbedürfnis ist gering, ebenso der Appetit. Dabei ist die Leistungsfähigkeit gesteigert.

Woran können Eltern erkennen, daß ihr Kind Kokain einnimmt?

Wenn ein Jugendlicher Kokain schnupft, dann ist er im Vergleich zu seinem normalen Verhalten enorm antriebsgesteigert und hyperaktiv. Im Gegensatz zu Heroin sind die Pupillen bei Kokainkonsum weit. Je nach Anwendungsart finden sich Einstichstellen. Auffällig ist ebenfalls der deutliche Stimmungswechsel nach Abklingen der Wirkung. Es kommt zu einer starken depressiven Verstimmung mit erheblicher Müdigkeit, Antriebsarmut und Apathie. Mit zunehmendem Entzug wird man dann gereizt, aggressiv und unruhig. Es entsteht ein starker, unwiderstehlicher Drang zur Wiedereinnahme. Bei längerer Einnahme kommt es zu starker Abmagerung und schlechtem Allgemeinzustand. Die Körperreserven werden aufgebraucht. Es können sogenannte Kokainpsychosen mit Halluzinationen, Verwirrtheit und Verfolgungswahn auftreten. Kokain ist ein weißes, bitter schmeckendes Pulver, meist verpackt in kleinen Briefchen. Wegen seines Aussehens hat es auch den Decknamen Schnee. Kokain ist sehr teuer und auf Dauer für einen Jugendlichen unerschwinglich. Er wird sehr schnell in Geldnöte kommen und hohe Schulden machen. Verbreitet ist Kokain in Schickeria-Kreisen und im Prostituiertenmilieu.

Crack:

Durch Hinzufügung einer alkalischen Substanz (z.B. Backpulver) und entsprechende Verarbeitung entsteht aus dem Kokain das sogenannte Crack. Es wird auch als „freebase cocaine" bezeichnet. Crack wird meist in Pfeifen geraucht und gelangt über die Lungen innerhalb weniger Sekunden ins Gehirn, noch schneller, als dies beim Schnupfen des Kokains über die Nasenschleimhaut geschieht. Dadurch kommt es wie beim Fixen zum sogenannten „Kick", einem plötzlichen Wechsel der Stimmung in intensive Euphorie und rauschartige Allmachtsgefühle. Dieser Zustand hält nach der Einnahme von Crack nur einige Minuten an. Auf Grund des erlebten intensiven Glücksgefühls ist der Wunsch zur Wiedereinnahme sehr stark und die Gefahr einer Suchtentwicklung entsprechend groß. Das Rauchen von Crack ist in den USA weit verbreitet. Bei uns bahnt es sich erst an.

Ecstasy, die neue Modedroge:

In den letzten Jahren hat der Konsum der Modedroge *Ecstasy (XTC)* unter Jugendlichen sehr stark zugenommen. Nach Angaben des Bundeskriminalamtes ist die sichergestellte Menge von 1991 bis 1996 um mehr als das Hundertfache angestiegen. Ecstasy ist ein Sammelbegriff für verschiedene Substanzen mit ähnlichem Wirkungsspektrum. Im wesentlichen handelt es sich um drei Stoffe, nämlich MDMA, MDA und MDE, die alle mit dem Aufputschmittel Amphetamin verwandt sind. Es sind Drogen mit aufputschenden und vor allem bei MDMA auch halluzinogenen Wirkungen. Die chemische Struktur des MDMA (3,4-Methylen-Dioxy-Meth-Amphetamin) hat sowohl Ähnlichkeiten mit der Struktur des Aufputschmittels Methamphetamin als auch des Halluzinogens Meskalin. Ecstasy wird synthetisch in illegalen Küchenlabors durch Veränderung der Methamphetamin-Molekülstruktur hergestellt („designed"). Deshalb spricht man auch bei Ecstasy von einer „synthetischen" oder „Designer-Droge". Vom Aussehen her sind es meist Tabletten, Pillen oder Kapseln von unterschiedlicher Farbe und Größe mit phantasievollen Prägungen und Bezeichnungen, die unter dem Namen Ecstasy verkauft werden. Von „Adam", „Eve", „Snowball" bis „Ying-Yang" reicht die Palette der Phantasienamen, die Untergrundchemiker den bunten Ecstasy-Pillen verpassen.

Woran können Eltern bei ihren Kindern Ecstasykonsum erkennen oder zumindest begründeten Verdacht schöpfen? Vom Auffinden der bunten Pillen einmal abgesehen gibt es eine Reihe von Erkennungsmerkmalen nach Einnahme von Ecstasy. Die Wirkung tritt nach ca. 20–50 Minuten ein und dauert 4–6 Stunden an. Es kommt zu einer starken Antriebssteigerung und erhöhten Aktivität. Das Gefühl für Ermüdung und Erschöpfung schwindet. Schlafbedürfnis, Appetit und Durstgefühl sind erheblich reduziert. Im Gegensatz zu den Opiaten sind die Pupillen bei Ecstasy weit. Die Stimmung ist euphorisch, das Selbstwertgefühl gesteigert, Schüchternheit, Bedenken und Selbstkritik sind wie weggeblasen.

Nach dem künstlich erzeugten intensiven Glücksgefühl fällt man jedoch nach Aufhören der Wirkung abrupt in ein tiefes emotionales Loch. Gerade wenn man vorher sowieso schon depressiv war und den Stoff nahm, um aus der Depression herauszukommen, ist der Stimmungsabfall besonders groß und wird als unerträglich empfunden. Nach bisher vorliegenden Untersuchungen ist die Selbstmordrate im Zusammenhang mit

Ecstasykonsum deutlich erhöht. Dafür wird auch dieser extrem starke Stimmungsabfall mitverantwortlich gemacht. Eine weitere unangenehme Nebenwirkung: Ecstasy führt zu einer starken Erhöhung der Körpertemperatur. Zu dieser drogenbedingten Temperaturerhöhung kommt ein weiterer Temperaturanstieg (bis zu 42 Grad Celsius) durch das stundenlange Tanzen in überfüllten, schweißtreibenden Diskotheken. Dadurch entsteht für den Körper ein massiver Verlust an Wasser, das oft nicht in der erforderlichen Menge wieder zugeführt wird. Insbesondere auch deshalb, weil das Durstgefühl durch Ecstasy stark eingeschränkt ist. Das alles kann sehr schnell zu einer lebensgefährlichen Austrocknung des Körpers führen. Muskelkrämpfe, Erbrechen, Schockniere sowie Herz-Kreislaufversagen mit tödlichem Ausgang können die Folge sein. Die meisten bisher berichteten Todesfälle im Zusammenhang mit Ecstasykonsum sind darauf zurückzuführen. Die Gefahr der Austrocknung ist auch dann groß, wenn nur Alkohol (z.B. Bier) als Flüssigkeitsersatz getrunken wird. Alkohol führt ebenfalls zu einer verstärkten Flüssigkeitsausscheidung und fördert damit noch zusätzlich die Austrocknung des Körpers. Mit relativ geringem Aufwand, d.h. regelmäßigem alkoholfreien Flüssigkeitsersatz und häufigen Abkühlphasen – auch wenn man sich nicht danach fühlt –, läßt sich diese lebensbedrohliche Überhitzung und Austrocknung vermeiden. Leichter natürlich noch dadurch, daß man zum Tanzen gar nicht erst Ecstasy konsumiert.

In höheren Dosierungen (in der Regel über 100 Milligramm) kann Ecstasy Horror-Trips mit Verwirrtheit, panikartiger Angst und Wahnvorstellungen auslösen. Auch Leberschäden werden berichtet. Bei regelmäßiger Einnahme von Ecstasy über längere Zeit wird die Aktivität des Nervenbotenstoffes Serotonin deutlich herabgesetzt. Langanhaltende Depressionen mit Antriebsverlust und Schlafstörungen können dann die Folge sein. Denn Serotonin ist einer der Stoffe im Gehirn, der u.a. für die Regulierung der Stimmungslage und des Schlafes verantwortlich ist. Außerdem kommt es häufig zu Konzentrations- und Gedächtnisstörungen. Möglicherweise bildet sich der Abfall des Serotoninspiegels auch nach Absetzen von Ecstasy nicht mehr zurück, sondern bleibt als Dauerschaden bestehen. Zumindest deuten Tierversuche darauf hin. Ecstasy hat einen starken Gewöhnungseffekt (Toleranz), die Wirkung der Droge läßt sehr schnell nach. Deshalb nehmen viele Konsumenten zusätzlich andere Rauschmittel, vor allem Aufputschmittel, LSD und Alkohol, um dieselbe Wirkung zu erreichen. All das verstärkt aber nur die negativen Nebenwirkungen und kann zu einer Mehrfachabhängigkeit, der sogenannten Polytoxikomanie führen.

Wenn die Diskussion zu Hause auf das Thema Ecstasy kommt, sollten auf jeden Fall diese gefährlichen Zusammenhänge zur Sprache kommen. Ecstasy wird meist auf Techno-Parties, den sogenannten „Raves“ eingenommen. Im Ecstasy-Rausch wird zur Techno-Rockmusik mit ihren hämmernden Rhythmen stundenlang bis zur Erschöpfung getanzt. Die Technoszene ist inzwischen zu einer der größten Jugendbewegungen geworden. Ideologisch gesehen hat sie keinen politischen Anspruch. Ihr Ziel ist „Spaß haben“ und „gut drauf sein“. Der „Raver“ ist in der Regel angepaßt und geht in der Woche seinen Verpflichtungen nach. Am Wochenende klinkt man sich dann aus. Der Alltag wird in diesem Spaltungsprozeß immer unbedeutender, das ganze Leben ist auf die „Raves“ an den Wochenenden ausgerichtet. Wenn dies noch mit Ecstasykonsum verknüpft ist, wird der Ausstieg aus dem Ganzen immer schwieriger.

Zwischen Ecstasy und Techno wird fälschlicherweise immer wieder eine fast zwangsläufige Verbindung hergestellt. Keineswegs jedoch kann man Techno-Fans automatisch mit Ecstasy-Konsumenten gleichsetzen. Eltern sollten sich dessen bewußt sein und vorschnelle Verdächtigungen meiden. Sonst heißt es vielleicht: „Wenn mich die sowieso schon verdächtigen, dann brauche ich mich ja auch nicht zurückzuhalten!“

Eher sollte man eine klare Grenze ziehen zwischen Feiern, Tanzen, der Suche nach Ekstase und Rausch als einem natürlichen und wichtigen Bedürfnis und seiner künstlichen Befriedigung mit Hilfe der Droge Ecstasy. Dies ist auch die Strategie verschiedener Präventionsprojekte in diesem Bereich. In einer 1996 veröffentlichten Untersuchung von Schuster und Wittchen gab ein Drittel aller befragten Personen (Alter 14–24) an, den Ecstasy-Konsum wieder eingestellt zu haben. Als Gründe wurden in der Reihenfolge der Häufigkeit genannt:

- Angst, weniger leistungsfähig zu werden (74,5%)
- Angst um Gesundheit (61,5%)
- Hat nichts gebracht (43,7%)
- Geldprobleme (36,3%)
- Angst, süchtig zu werden (36,3%)
- Angst vor Bestrafung (31,8%)
- Unangenehme Wirkung (23,3%)
- Verbot der Eltern (10,8%)

Ecstasy

Aussehen:	meist bunte Pillen, Tabletten oder Kapseln mit verschiedenen Aufdrucken
Wirkungseintritt:	20–50 Minuten
Wirkungsdauer:	3–8 Stunden
Unmittelbare Wirkung:	Antriebssteigerung, euphorische Stimmung, Selbstsicherheit und Kommunikationsfähigkeit gesteigert Weite Pupillen Wahrnehmungsveränderungen (Sehen, hören, fühlen) Durch Überhitzung, fehlendes Durstgefühl und Wasserverlust Gefahr der Austrockung und des lebensgefährlichen Kreislaufschocks
Überdosierung:	Panikartige Angst, Verwirrtheit, Wahnvorstellungen, Psychose
Dauerkonsum:	Psychische Abhängigkeit Schnelles Nachlassen der Wirkung durch Gewöhnung (Toleranz) Erschöpfungszustand durch Aufbrauchen körpereigener Reserven, Depressionen, Schlaflosigkeit, Apathie Nervenschäden (Serotoninmangel), Leberschäden

Interessant ist, daß Ecstasy-Konsumenten im Vergleich zu anderen Drogenkonsumenten wesentlich häufiger die mit dem Konsum verbundenen Risiken (Leistungsminderung, Gesundheit, Suchtgefahr, Bestrafung, Verbot der Eltern) als Abbruchmotivation nannten. Daraus ergibt sich eine für Eltern wichtige Schlußfolgerung: Aufklärung über die Risiken der Droge und eine konsequent ablehnende Haltung der Eltern fördert die Ausstiegsmotivation. Drogenaufklärung und konsequentes Elternverhalten werden in Kapitel II und III ausführlich behandelt.

Aufputschmittel:

Wie bereits erwähnt, sind die psychischen Veränderungen nach dem Konsum von Aufputschmitteln (im Jargon der Drogenszene „Speed") vergleichbar mit Kokain und Ecstasy. Auffällig sind nach der Einnahme eine "deutliche Aktivitätssteigerung, starker Rededrang und eine euphorische Stimmung. Die Pupillen sind weit. Bei Absetzen der Aufputschmittel kommt es zu einer ausgeprägten depressiven Verstimmung mit Müdigkeit und Apathie. Bei Überdosierung kann es zu Psychosen mit Halluzinationen, Verfolgungswahn und hochgradiger Erregung kommen. Aufputschmittel setzen das Schlafbedürfnis und den Appetit stark herab. Sie werden deshalb auch als Schlankmacher benutzt und in Apotheken zum Verkauf angeboten. Die Aufputschmittel lassen sich drei Gruppen zuordnen (siehe Abb. 6). Die Gruppe der Amphetamine (Ritalin, Captagon) untersteht inzwischen wegen ihrer Gefährlichkeit der Betäubungsmittelverordnung und hat dadurch an Bedeutung verloren. Nach wie vor sind aber amphetaminähnliche Mittel (AN 1, Reactivan, Tradon) und ephedrinhaltige Mittel (z. B. Recatol N, Fugoa N, Mirapront N, Antiadipositum X-112 u. a.) als Appetitzügler im Handel. Recatol N und Fugoa N unterliegen immer noch nicht der Rezeptpflicht, sind also in Apotheken frei verkäuflich und für Jugendliche zugänglich.

Der therapeutische Nutzen dieser Medikamente ist absolut fragwürdig. Das Abhängigkeitspotential jedoch ist seit Jahren bekannt. Es gibt viele junge Frauen, die der verharmlosenden Werbung vertrauen und versuchen, mit Hilfe eines dieser Appetitzüglers schlank zu werden. Da diese Aufputschmittel Schlaflosigkeit verursachen, fängt man oft an, zum Einschlafen Beruhigungs- oder Schlafmittel zu nehmen. Die Gefahr ist groß, auf diese Weise ganz unmerklich in eine Mehrfachabhängigkeit (Polytoxikomanie) zu geraten. Die schädlichen Wirkungen dieser Mittel übersteigen bei weitem ihren ohnehin fragwürdigen Nutzen. Die Frage: Wer profitiert eigentlich davon?, beantwortet sich schnell, wenn man einen Blick in die Verkaufsbilanzen der Pharmahersteller wirft. So betrug z.B. der Umsatz für AN1 über öffentliche Apotheken im Jahre 1992 drei Millionen DM.

Beruhigungsmittel (Transquilizer):

Es löst bei vielen Eltern ungläubiges Erstaunen aus, wenn man ihnen erzählt, daß Beruhigungsmittel (z.B. Rohypnol, Valium, Lexotanil, Librium, Tavor, Adumbran u.s.w.) gefährliche Drogen sind, die zu einer starken körperlichen und psychischen Abhängigkeit mit unangenehmen Entzugserscheinungen führen können. Neben quälender Schlaflosigkeit, Kopf- und Gliederschmerzen, Schweißausbrüchen und Körperfühlstörungen kann es bei abruptem Absetzen sogar zu Krampfanfällen kommen.

Das mangelnde Problembewußtsein gegenüber diesen Mitteln, die auch Tranquilizer genannt werden, ist nicht zuletzt auf das unkritische Verschreibungsverhalten von Ärzten zurückzuführen. Beruhigungsmittel werden viel zu häufig bei Schlafstörungen, Angst- und Spannungszuständen und unklaren vegetativen Beschwerden verordnet. Die zunächst eintretende Besserung verführt dazu, die Mittel weiterzunehmen anstatt die zugrundeliegenden Ängste und Probleme zu bearbeiten.

Das fahrlässige Verschreibungsverhalten von Ärzten (dies betrifft immer nur einige Ärzte) ist auch auf das von den Pharmafirmen hartnäckig aufrechterhaltene Argument zurückzuführen, daß Tranquilizer in niedriger Dosierung (z.B. 3 × 1 Tablette) nicht abhängig machen. Inzwischen liegen aber genügend Befunde vor, die zeigen, daß es auch bei dieser Dosierung nach längerer Zeit zur sogenannten „low dose dependence", auf deutsch Niedrigabhängigkeit kommen kann. Wenn man weiß, daß der Umsatz für Psychopharmaka einschließlich Schlaf- und Beruhigungsmittel im Jahre 1992 870 Millionen DM betrug, dann liegt zumindest der Gedanke nahe, daß bei diesem Streit um das Abhängigkeitspotential von Transquilizern auch noch andere Argumente eine Rolle spielen könnten.

Wie Nina bedienen sich viele Jugendliche am häuslichen Arzneischrank. Gerade unsichere und ängstliche Kinder fühlen sich nach der Einnahme von Beruhigungsmitteln besser. Es stellt sich rasch eine angstlösende, entspannende Wirkung ein. Man kann durch nichts mehr aus der Ruhe gebracht werden, sieht Schul- und Arbeitsstreß und andere lästige Probleme plötzlich durch die berühmte „rosarote Brille". Dieser problemvermeidende Lebensstil wird natürlich auf Dauer zur Zeitbombe, die unerledigten Aufgaben zu einer immer größeren Last. Durch den Gewöhnungseffekt braucht man immer mehr Tabletten, um das schlechte Gewissen zu beruhigen. Viele trinken zur Wirkungssteigerung zusätzlich Alkohol, eine gefährliche Mixtur. Sie kann zu langanhaltenden Rauschzuständen mit Bewußtseinsverlust führen.

Bei chronischer Einnahme von Beruhigungsmitteln kommt es zu tiefgreifenden Veränderungen der Persönlichkeit. Man stumpft ab, wird allem gegenüber gleichgültig und wurstig, zeigt wenig Engagement und Interessen. Ständig ist man matt und ohne Antrieb. Das Bett wird zum bevorzugten Aufenthaltsplatz. Zu diesem depressiv-apathischen Zustandsbild kommen Gedächtnis- und Konzentrationstörungen. Dadurch verliert man im Gespräch oft den roten Faden, es kommt zu häufigen Wiederholungen. Die Sprache ist verlangsamt und oft verwaschen.

Die Mehrzahl der Heroinabhängigen nimmt zusätzlich zum Heroin regelmäßig Tranquilizer ein. Dabei bevorzugen Fixer seit einigen Jahren Rohypnol. Dies ist durch eine Reihe von Untersuchungen belegt. Rohypnol wird auf der Drogenszene verkauft und hat seinen festen Marktwert (3–5 DM pro Tablette auf der Münchner Drogenszene). Die mittlere von Heroinabhängigen eingenommene Dosis liegt zwischen 5 und 10 Tabletten täglich, in Einzelfällen werden Tagesdosen von 20 Tabletten und mehr eingenommen.

Gerade Rohypnol kann im Entzug zu bedrohlichen Krampfanfällen und Delirien führen. Die Entzugserscheinungen sind insbesondere bei abruptem Entzug oft sehr dramatisch. Bei Beruhigungsmitteln sollte man deshalb immer nur schrittweise und nach Rücksprache mit einem Arzt entziehen. Auf Grund des hohen Abhängigkeitspotentials sollte Rohypnol der Betäubungsmittelverordnung unterstellt werden. Sonst besteht die Gefahr, daß diese leicht erhältliche legale Droge für Jugendliche zur Einstiegsdroge in eine jahrelange Abhängigkeit wird. Bisher wurde jedoch lediglich die Wirkstoffdosis pro Tablette auf die Hälfte reduziert.

Schlafmittel:

Der Konsum von barbiturathaltigen Schlafmitteln führt bei Jugendlichen zu ähnlichen Veränderungen wie bei Beruhigungsmitteln. Die schlaffördernde Wirkung ist jedoch noch ausgeprägter. Schlafmittel werden deshalb in der Anästhesie häufig zur Einleitung von Narkosen verwandt. Abhängig von der eingenommenen Menge kommt es beim Mißbrauch von Barbituraten zu einem euphorisch wohligen Dahindämmern oder zu sehr festem Schlaf, aus dem man nur schwer oder nicht mehr aufgeweckt werden kann. Bei zu hoher Dosierung kommt es nämlich zu tiefer Bewußtlosigkeit, oft mit Atemlähmung und Todesfolge. In dieser Beziehung sind barbiturathaltige Schlafmittel die gefährlichsten Drogen überhaupt. Diese Gefahr ist besonders groß beim intravenösen Fixen der Mittel oder bei der Kombination mit Alkohol. Viele völlig unbeabsichtigte Drogentodesfälle bei Fixern sind darauf zurückzuführen. Typisch für Schlafmittelkonsum sind auch starke Gleichgewichtsstörungen mit häufigen Stürzen und entsprechenden Verletzungen (blaue Flecken und Platzwunden). Nach längerem

Konsum kommt es relativ schnell zur Gewöhnung und Toleranzbildung, d. h. die Dosis muß ständig gesteigert werden, damit der gleiche Effekt wie früher eintritt. Für Schlafmittel ist es außerdem typisch, daß nach längerem Gebrauch oft die gegenteilige Wirkung eintritt. Sie wirken dann paradoxerweise aktivierend und stimmungshebend. Besonders gefährlich ist auch der Entzug von Barbituraten. Er sollte nie abrupt, sondern schrittweise geschehen. Sonst kann es zu gefährlichen Krampfanfällen kommen, die epileptischen Anfällen ähneln. Bei dieser Fülle gefährlicher Nebenwirkungen ist es unverständlich, daß die Barbiturate nicht längst der Betäubungsmittelverordnung unterstellt wurden. Statt dessen hat sich die Aufsichtsbehörde (Bundesgesundheitsamt) wie bei Rohypnol zu der halbherzigen Maßnahme durchgerungen, die Barbituratdosis pro Tablette auf die Hälfte zu reduzieren (z.B. bei Medinox).

Jugendliche Gefährdete sind jedoch viel zu clever, um nicht zu merken, daß man dann nur einfach die doppelte Dosis nehmen muß, um die frühere Wirkung zu erreichen. Der Umsatz der Präparate bestätigt das. So hatte z.B. das barbiturathaltige Schlafmittel Medinox Mono im Jahre 1992 einen Umsatz von 1,5 Millionen DM. Dagegen lag der Umsatz des methaqualonhaltigen Schlafmittels Norminox unter 10000 DM. Die Gruppe der Methaqualone (z.B. Mandrax, Revonal) wurde vor einigen Jahren unter die Betäubungsmittelverordnung gestellt. Seitdem ist der Mißbrauch, der früher den Barbituraten vergleichbar war, schlagartig zurückgegangen. Noch einmal: Vom Standpunkt der Suchtprävention her ist es mehr als überfällig, daß der Staat endlich konsequent handelt und die Barbiturate der Betäubungsmittelverordnung unterstellt. Ihr Schaden überwiegt bei weitem ihren therapeutischen Nutzen.

Schmerzmittel:

Die im Handel erhältlichen Kopfschmerztabletten sind meist Mischpräparate. Mißbräuchlich verwendet werden oft Kombinationen von Parazetamol bzw. Salizylat mit Coffein und/

oder Codein. Dabei werden häufig größere Mengen, zum Teil 20–40 Tabletten, oft zusammen mit Alkohol geschluckt. Es kommt nach der Einnahme zu einem deutlichen Stimmungswechsel mit Antriebssteigerung, Euphorie und gesteigertem Selbstwertgefühl. Beim Absetzen der Mittel treten oft Entzugskopfschmerzen auf, die zu einer erneuten Einnahme führen.

Viele dieser Mischpräparate sind nicht rezeptpflichtig und werden in Apotheken frei verkauft. Unter den zehn meistverkauften Arzneimitteln im Jahre 1992 waren sieben derartige Schmerzmittel, von denen insgesamt 86,1 Millionen Packungen verkauft wurden. Marktführer war mit 23,2 Millionen Packungen das koffeinhaltige Schmerzmittel Thomapyrin. Koffein trägt anscheinend aufgrund seiner stimulierenden Wirkungen und des Entzugskopfschmerzes bei Absetzen zur Aufrechterhaltung des Dauerkonsums mit bei. Außerdem können nach neueren Untersuchungen gerade Kombinationspräparate zu Nierenschäden führen (Arzneitelegramm, Januar 1994). Aus diesen Gründen sollte man sie vermeiden und nur Einstoffpräparate einnehmen.

Grundsätzlich sollte die Einnahme von Schmerzmitteln bei Kopfschmerzen nicht reflexartig geschehen und erst dann erfolgen, wenn Alternativen (z.B. Spaziergang, Schlaf, Entspannung etc. versagen). Eltern können hier für ihre Kinder positives und auch negatives Vorbild sein. In Ninas Familie z.B. gehörten Tabletten zum Alltag, der Konsum wurde nie problematisiert.

Die starken Schmerzmittel Develin, Tramal und Valoron N haben opiatähnliche Wirkungen und werden u. a. von Heroinabhängigen als Ersatzstoffe mißbraucht. Im Jahre 1992 wurden insgesamt 4570 Rezeptdiebstähle und Fälschungen in der Bundesrepublik aufgedeckt. Sie wurden zum überwiegenden Teil von Drogen- und Medikamentenabhängigen begangen, die sich auf diesem Wege wie Nina Ersatzdrogen beschaffen wollten. Die starken Schmerzmittel Tramal und Valoron N liegen dabei unter den zehn meistbetroffenen Medikamenten. Die Reihenfolge sieht so aus:

1. Rohypnol	(Tranquilizer)
2. Remedacen	(Codeinhaltiges Hustenmittel)
3. Medinox	(Barbiturathaltiges Schlafmittel)
4. Codeinum-Phosph.	(Codeinhaltiges Hustenmittel)
5. Valoron N	(Schmerzmittel)
6. Valium	(Tranquilizer)
7. Tramal	(Schmerzmittel)
8. Dolantin	(Opiathaltiges Schmerzmittel)
9. Vesparax	(Barbiturathaltiges Schlafmittel)
10. Codipront	(Codeinhaltiges Hustenmittel)

Schnüffelstoffe:

Schnüffelstoffe sind im Handel erhältliche Lösungsmittel, z.B. Verdünnungsmittel für Farben und Klebstoffe, Äther, Aceton, Trichloräthylen, Sprays. Die Dämpfe werden aus einer Plastiktüte oder einem mit dem Mittel getränkten Lappen eingeatmet. Es kommt zu einem Rausch mit gehobener Stimmung, oft auch Benommenheit und Verwirrtheit, dazu häufig Übelkeit und starker Kopfschmerz. Bei Überdosierung kann es zu Krampfanfällen, Lähmungen und zur Bewußtlosigkeit kommen. Dabei ist dann die Erstickungsgefahr groß, wenn die Plastiktüte über den Kopf gezogen wurde. Bei längerem Gebrauch kommt es zu Schädigungen der Schleimhäute im Nasen-/Rachenbereich und in der Lunge. Schnupfen und Husten sind häufig. Es kann auch zu bleibenden Schäden des Nervensystems kommen. Auffälliges Erkennungszeichen bei Dauerkonsum ist oft der starke Geruch nach Lösungsmitteln in der Kleidung.

Alkohol:

Nach Angaben der Deutschen Hauptstelle gegen Suchtgefahren liegt Deutschland mit einem jährlichen Alkohol-Pro-Kopf-Verbrauch von 12,1 Liter in der „Weltrangliste“ an erster Stelle. 20 Prozent der Kinder zwischen 12 und 14 trinken bereits regelmäßig Alkohol. Ein alarmierender Befund, wenn man den

Statistiken trauen kann. Wie bei Stefan und Nina wird der frühe Konsum dieser legalen Droge bei vielen Jugendlichen zum Ausgangspunkt einer späteren Drogenkarriere. Häufig kommt dazu die Kombination mit Tabletten. Da Alkohol so sehr zu unserem Alltag gehört und bei vielen Gelegenheiten getrunken wird, ist es nicht leicht, bei einem Kind den Übergang von gelegentlichem Probieren zu regelmäßigem Trinken großer Mengen zu erkennen. Hinweise können die bereits genannten unspezifischen Kennzeichen sein, z.B. Wechsel des Freundeskreises, erhöhter Geldbedarf ohne sichtbare Anschaffungen, Leistungsknick in Schule oder Beruf, Schuldzuweisungen an die Umwelt, ständige Müdigkeit, zunehmende Vergeßlichkeit und Konzentrationsschwäche (weitere Symptome siehe Seite 45/46). Spezifische Symptome sind die „Alkoholfahne", d.h. der Alkoholgeruch aus dem Mund, häufig vertuscht durch den starken Konsum von Kaugummis oder Bonbons. Weitere Hinweise können Zittern der Hände, häufige Schweißausbrüche und ein gerötetes Gesicht sein. Nach dem Alkoholkonsum kommt es zu deutlichen Stimmungsveränderungen. Große Schwankungen sind möglich, von heiter-fröhlich zu entspannt-schläfrig oder gereizt-aggressiv. Der Alkohol führt zu einem Nachlassen der Konzentrations- und Reaktionsfähigkeit (Fahruntüchtigkeit im Straßenverkehr) und bei zunehmendem Konsum zu Sprach- und Gangstörungen („Torkeln", „Lallen"). Das Auffinden geheimer „Alkoholdepots" ist sehr verdächtig, ebenso wie das regelmäßige Trinken von Alkohol zu unüblichen Tageszeiten (z.B. am Morgen).

Bei Dauerkonsum kommt es zu einer schweren körperlichen und seelischen Abhängigkeit. Im Entzug können neben Zittern, Schweißausbrüchen und Schlaflosigkeit auch Krämpfe und Delirien mit Wahnvorstellungen und Halluzinationen auftreten. Häufige Folgeschäden des Alkoholkonsums sind Schädigungen der inneren Organe (z.B. Leberzirrhose, Magengeschwüre, Entzündungen der Bauchspeicheldrüse), des Nervensystems (Polyneuropathie) und der Gehirnfunktion (vor allem Gedächtnis), oft einhergehend mit schweren Persönlichkeitsveränderungen. Alkoholmißbrauch während der Schwangerschaft kann schwerwiegende Schäden beim Kind im Mutterleib verursachen (Alkoholembryopathie). Grundsätzlich wirkt Alkohol auf heranwachsende Kinder und Jugendliche noch wesentlich toxischer als auf Erwachsene, ein Risiko, das oft unterschätzt wird.

Dies sind nur stichwortartige Hinweise auf eines der größten gesundheitlichen Probleme unserer Gesellschaft. Nimmt man dazu die alkoholbedingten Verkehrs- und Arbeitsunfälle, betragen die Folgeschäden nach offiziellen Schätzungen jährlich mehr als 30 Milliarden DM. Verharmlosung ist in Anbetracht dieser Fakten sicher nicht angebracht.

II. Wie können Eltern einer Suchtentwicklung vorbeugen?

1. Drogenaufklärung und Vorbildfunktion

Probleme abschreckender Aufklärung

Wenn man Kinder über schädliche Wirkungen von Drogen in möglichst drastischen Bildern aufklärt, sollte sie das eigentlich davon abgehalten, diese zu nehmen. So dachte man in den Anfängen der Prävention. Doch ganz so einfach ist das nicht. Reine Sachinformation über illegale Drogen ist nicht unproblematisch. Die Devise „Viel hilft viel" trifft für diesen Bereich sicher nicht zu. Das hat viele Gründe. Die Präventionsforschung hat gezeigt, daß Aufklärung über Drogen bei einem Teil der Jugendlichen, meist gerade den Gefährdeten, in erster Linie Neugierde auslöst und das Verlangen, solche Drogen selbst einmal auszuprobieren. Gerade abschreckende Horrormeldungen können beim jugendlichen Drogenkonsumenten das Image des waghalsigen Negativhelden fördern und bringen ihm in seiner Clique ein anerkennendes „Der traut sich aber was" ein. Stefans Drogenkarriere ist dafür ein Beispiel.

Der Film Christiane F. war trotz vieler abschreckender Szenen gerade für drogengefährdete Jugendliche so etwas wie ein Werbefilm, eine Art Anleitung zum Nachmachen. Man identifizierte sich mit dem Mädchen Christiane: „Sie hat ein aufregendes Leben, bei ihr ist wenigstens was los, nicht so langweilig wie bei uns." Solche Kommentare waren nach dem Film häufig zu hören. Eine Reihe unzufriedener Jugendlicher, die einfach provozieren und anders sein wollten, probierten danach zum ersten Mal illegale Drogen. Auch die zur Abschrekkung gedachten Plakate mit Fixerskeletten, Spritzen und Totenköpfen haben oft eine paradoxe Wirkung. Nicht selten finden sie sich als Wanddekoration in den Buden drogengefährdeter Jugendlicher, die damit zeigen wollen, wie abgebrüht sie sind. Das Kokettieren mit dem Risiko läßt sich auch geschäftlich gut vermarkten: So verkauft sich in England eine neue Zigarettenmarke mit dem Namen „Death" und einem großen Totenkopf auf der Packung gerade unter trendbewußten jungen Leuten sehr gut. Die abschreckende Botschaft wird umfunktioniert zum Symbol eines riskanten, gesundheitsgefährdenden Lebensstils. Er bezieht seine Dynamik aus dem bewußten Übertreten von Warnungen. Gerade bei Jugendlichen kommt noch etwas hinzu: das grundsätzliche Infragestellen elterlicher Ansichten. „Wenn die Erwachsenen so gegen Drogen sind, dann muß an dem Zeug echt was dran sein." Eltern haben deshalb in der Ablösungsphase ihrer Kinder mit Drogenaufklärung grundsätzlich schlechte Karten.

Sensibilisierung für Suchtentwicklung

Drogenaufklärung muß früh beginnen. Bevor Kinder in die Ablösungsphase kommen, sollten sie bereits das Wichtigste über die Suchtentwicklung bei legalen und illegalen Drogen wissen. Wenig erfolgreich ist jedoch falsch verstandener Aktionismus nach der Devise: „Ärmel aufkrempeln, heute abend gibt es Drogenaufklärung". Eine kritische Einstellung zu Drogen entwickelt sich nur in einem längeren Prozeß, mit einer einmaligen abendlichen Diskussion ist es nicht getan. Für Eltern ist es wichtiger, sich gründlich mit diesem Bereich zu befassen und die Daten zunächst im Hinterkopf zu speichern. Sie fließen dann schon an den richtigen Stellen von selbst ein. Kindern fallen z.B. schon in sehr frühem Alter Betrunkene auf. Hier kann man einhaken und in einfachen Worten über die Suchtentwicklung, die Hintergründe und Folgen sprechen. Über illegale Drogen erfahren Kinder meist etwas aus dem Fernsehen oder Zeitungen. Auch hier kann man in ähnlicher Weise vorgehen und die Fragen der Kinder beantworten. Wenn das Thema bei den Eltern präsent ist, ergeben sich genügend Gelegenheiten, um Kinder im Alter zwischen fünf und zwölf Jahren schrittweise für die Gefahren einer Suchtentwicklung zu sensibilisieren. Man sollte aber auch nicht ständig und penetrant dasselbe wiederholen, wie es offensichtlich in manchen Schulen passiert. Vielen Schülern entringt das Thema nur noch ein Stöhnen: „Von Drogen haben wir die Nase voll."

Bei der Frage, wie kann ich mein Kind für die Gefahren illegaler Drogen sensibilisieren, sollten Eltern Augenmaß haben und eine Haltung entwickeln, die Panikmache wie Verharmlosung vermeidet. Für sie ist es wichtig, die Gefahrengrenzen zwischen gelegentlichem Konsum, Gewöhnung und Abhängigkeit zu kennen und in Gesprächen zu problematisieren. Die Suchtentwicklung sollte dabei als ein Zusammenspiel von Persönlichkeitsproblemen, Drogenwirkungen und Gruppeneinflüssen dargestellt und nicht auf die Droge allein reduziert werden. Feststellungen wie „jeder jugendliche Haschischkonsument ist suchtgefährdet" sind zu pauschal und nicht glaubwürdig.

Statt der Konzentration auf illegale Drogen ist es sinnvoll, die Gemeinsamkeiten legaler und illegaler Drogen in den Mittelpunkt der Drogenaufklärung zu stellen. Allen Suchterkrankungen liegt die gleiche Entwicklung zugrunde, ob es sich um Drogen-, Medikamenten- oder Alkoholabhängigkeit handelt. Heroinabhängigkeit ist also von der Entstehung und vom Verlauf her keineswegs eine besonders exotische Form der Sucht. Wenn man darüber mit Kindern spricht, macht man jedoch oft die Erfahrung, daß diese Gleichstellung Ungläubigkeit und Gegenargumente auslöst. Um illegale Drogen ranken sich Exotik und viele Mythen, die sehr zu ihrer Attraktivität beitragen. Sicher ist der Vergleich mit Alkohol nur ein kleiner Kratzer am exotischen Image illegaler Drogen, aber immerhin.

Die Dauerdiskussion mit Jugendlichen, ob denn der Alkohol der Erwachsenen nicht viel gefährlicher wäre als „ihr" Haschisch, läßt sich unter dem Blickwinkel der Suchtentwicklung leicht beantworten. Beide sind gefährlich, wenn sie eine Ersatzfunktion haben. Sie machen abhängig und führen zu einem Verlust der Freiheit. An der Suchtentwicklung von Stefan konnte man sehen, daß legale und illegale Drogen in dieser Beziehung austauschbar sind.

Verharmlosung von Haschisch

Nicht zu dramatisieren heißt natürlich auf der anderen Seite nicht, zu bagatellisieren. Jugendliche müssen wissen, daß Haschisch bei Dauerkonsum eine gefährliche Droge und nicht nur „harmloser Hanf" ist. Sie beeinträchtigt Kurzzeitgedächtnis, Konzentration und Reaktionsvermögen. Die Leistungsfähigkeit und Fahrtüchtigkeit sind dadurch eingeschränkt. Gefährlich ist dabei vor allem die lange Verweildauer im Körper. Erst nach zwei bis drei Tagen ist die Hälfte der Wirksubstanz THC (Tetrahydrocannabinol) aus dem Körper ausgeschieden. Noch nach 100 Tagen Abstinenz, also mehr als drei Monaten (!) können im Urin noch Spuren von THC gefunden werden. Durch die lange Verweildauer kommt es bei regelmäßigem Konsum zu einer Anhäufung im Körper. Dadurch wird das Leistungsvermögen auch während der freien Intervalle, in denen nicht geraucht wird, beeinträchtigt. Gerade neueste Forschungsergebnisse zeigen, daß der Dauerkonsum von Haschisch zu Schädigungen des Kurzzeitgedächtnisses führt, die auch nach mehreren Monaten Abstinenz noch weiter andauern. Eine Zusammenfassung und ausführliche Diskussion dieser ernstzunehmenden Befunde erschien 1991 mit dem Titel „Cannabis and memory loss" (= Cannabis und Gedächtnisverlust) in der international angesehenen Fachzeitschrift „British Journal of Addiction". Ein weiterer typischer Effekt des Dauerkonsums ist eine Wesensänderung. Sie ist vor allem durch zunehmende Introvertiertheit, Selbstbezogenheit und sozialen Rückzug gekennzeichnet. Dazu kommen Gleichgültigkeit, Schwunglosigkeit und Antriebsverlust. Jugendliche kennen in der Regel solche Beispiele von chronischen Haschischkonsumenten. Sie werden abschätzig als „abgeschlaffte Typen" bezeichnet und machen auf niemanden mehr Eindruck.

Von den gesundheitlichen Risiken abgesehen, empfiehlt es sich schon aus rechtlichen Gründen, den Konsum illegaler Drogen zu Hause strikt zu verbieten. Die strafrechtlichen Konsequenzen sollten mit den Kindern vorbeugend besprochen werden, und nicht erst dann, wenn sie bereits Drogen nehmen. Eltern können sich strafbar machen, wenn sie illegalen Drogenkonsum zu Hause dulden und ihre Fürsorge- und Erziehungspflicht in diesem Punkt vernachlässigen (§ 170d StGB). Nach § 29 des Betäubungsmittelgesetzes (Btmg) wird der Erwerb und Besitz mit Freiheitsstrafen bis zu vier Jahren oder Geldstrafen geahndet. Die Höhe der Strafe ist dabei abhängig von der Art der Droge und der sichergestellten Menge. Bei „harten" Drogen wie Heroin oder Kokain fallen die Strafen höher aus als bei Cannabis (Haschisch oder Marihuana). Der Erwerb, Besitz und Konsum „geringfügiger Mengen" von Cannabis soll nach dem Urteil des Bundesverfassungsgerichtes vom April 1994 in Zukunft nicht mehr strafrechtlich verfolgt werden. Dabei hat das Bundesverfassungsgericht von den Bundesländern eine einheitliche Richtlinie zur Festlegung der „geringfügigen Menge" gefordert. Die Justizminister der Bundesländer konnten sich jedoch bisher noch nicht auf eine gemeinsame Linie einigen. Die Auffassungen schwanken erheblich und reichen je nach Bundesland von 0,5 bis 30 Gramm Haschisch. Irrtümlicherweise wurde das Urteil in der Öffentlichkeit zum Teil als eine Art Freigabe oder Legalisierung von Cannabis betrachtet. Dies ist jedoch nicht der Fall. Die Polizei ist nach wie vor ermächtigt, bei Personen, die im Verdacht stehen, Haschisch oder andere illegale Drogen zu besitzen oder damit zu handeln, eine Leibesvisitation durchzuführen und die Wohnung zu durchsuchen. Wird ein Jugendlicher auf frischer Tat ertappt, kann er ohne Haftbefehl vorläufig festgenommen werden, und zwar unabhängig davon, ob bei ihm kleine oder große Mengen von Haschisch gefunden werden. Die Polizei ist befugt, durch einen Arzt die Entnahme von Blut oder Urin zur Testung zu veranlassen. Nach dem Urteil des Bundesverfassungsgerichtes entscheidet die Staatsanwaltschaft dann, ob es zu einem Gerichtsverfahren kommt oder die Tat wegen Geringfügigkeit nicht weiter strafrechtlich verfolgt wird, sondern als Ordnungswidrigkeit eingestuft wird. Das Urteil bestätigt damit eine in verschiedenen Bundesländern seit langem geübte Rechtspraxis und ist auf keinen Fall ein Freibrief für den Konsum von Cannabis. Autofahrern, die unter Haschisch oder anderen Drogen stehen und von der Polizei erwischt werden, droht außerdem der Führerscheinentzug.

Vorbild der Eltern: Kritischer Konsum

Die Entwicklung einer kritischen Einstellung zum Konsum von Suchtmitteln wird über Jahre hinweg in kleinen Schritten erlernt, vor allem in der engeren familiären Umgebung. Eltern sollten sich ihrer Vorbildfunktion bewußt sein und ihren Alkohol-, Zigaretten- oder Medikamentenkonsum kritisch unter die Lupe nehmen. Nichts gegen das Glas Wein zum Abendessen. Suchtprävention heißt nicht, einen Abstinenzkreuzzug zu führen, sondern selbstkritisch zu konsumieren. Das bedeutet, durch alkoholfreie Tage eine stärkere Gewöhnung zu verhindern und – von gelegentlichen Festen einmal abgesehen – die Trinkmenge nicht über ein bis zwei Glas Wein oder Bier pro Abend zu steigern. Auf Vorwürfe des Kindes: „Ihr trinkt Wein und mir wollt ihr Haschisch (oder je nach Alter Zigaretten oder Alkohol) verbieten!" sollte man ruhig zugeben, daß man auch den eigenen Konsum von Alkohol oder Zigaretten kritisch sieht und durch Pausen und bewußt eingehaltene Grenzen unter Kontrolle zu halten versucht. Es ist Kindern gegenüber glaubwürdiger und im Sinne der Suchtprävention effektiver, den eigenen Konsum zu problematisieren, als ihn herunterzuspielen. Wenn jemand Kettenraucher ist, sollte er dazu stehen, daß er es trotz vieler Versuche nicht geschafft hat, davon loszukommen. Eltern können so anhand ihres eigenen Beispiels zeigen, wie schwierig es sein kann, von Zigaretten wieder loszukommen, wenn man einmal damit angefangen hat.

Problembewußtsein ist auch hier notwendig. Denn nicht nur der Konsum illegaler Drogen ist ein besorgniserregendes Problem bei Kindern und Jugendlichen, sondern auch der legaler Drogen wie Nikotin und Alkohol. Außerdem zeigen Untersuchungen, daß erhöhter und früher Zigaretten- und Alkoholkonsum ein Vorläufer für eine spätere Abhängigkeit von illegalen Drogen sein kann. Stefans Suchtentwicklung ist dafür ein Beispiel. Die Bestimmungen des Jugendschutzgesetzes verbieten den Konsum von Alkohol und Zigaretten in der Öffentlichkeit bis zum Alter von 16 Jahren (Auszug aus dem Jugendschutzgesetz siehe Abb. 7). Auf keinen Fall sollten Eltern es dulden, daß Jugendliche unter 16 regelmäßig Alkohol oder Zigaretten konsumieren. Ob man Sechzehnjährige dann in den Konsum einführen soll, darüber gehen die Meinungen auseinander. Sicherlich nicht, wenn sie nicht den ausdrücklichen Wunsch danach haben. Und auch dann sollte man ihnen zu bedenken geben, daß es billiger, gesünder und ungefährlicher ist, erst gar nicht anzufangen.

Schon aus gesundheitlichen Gründen und nicht nur wegen der Vorbildfunktion empfiehlt es sich auch für Erwachsene, den reinen Durst mit alkoholfreien Getränken zu stillen. Man stößt immer wieder auf erstaunte Gesichter, wenn man Erwachsenen erzählt, daß ein halber Liter Bier mehr Alkohol enthält (0,5 l > 15–20 g) als ein Gläschen Schnaps (0,02 l > 5–8 g). An alkoholfreien Getränken stehen eine reiche Auswahl an Säften, Limonaden, Apfelschorle, ja sogar alkoholfreies Bier zur Verfügung. Jeder kann finden, was ihm schmeckt. Trinkt man zum Essen Wein, kann man zusätzlich Mineralwasser servieren, wie das zum Beispiel in südlichen Ländern Brauch ist. Dadurch allein schon wird betont, daß Alkohol nicht als Durstlöscher genossen werden sollte, sondern um der Mahlzeit noch eine besondere Geschmacksnote zu geben.

Mit etwas Phantasie lassen sich die exotischsten alkoholfreien Drinks mixen. Sie stehen alkoholischen vom Geschmack her in nichts nach und lassen keine Sehnsucht nach härteren Sachen aufkommen. Als Anleitung dazu gibt es eine Menge Bücher mit den verschiedensten Mix-Rezepten, u.a. aus Fruchtsäften, Milch, Kaffee, Tee und Kefir. Man kann mit Hilfe dieser Rezepte und der eigenen Experimentierfreude ein abwechslungsreiches Angebot an alkoholfreien Getränken aufbauen. Das Servieren in speziellen Gläsern verstärkt den Charakter des Besonderen. Kinder haben mit Sicherheit ihre Freude daran.

Abb. 7: Bestimmungen des Jugendschutzgesetzes zum Konsum von Alkohol und Nikotin

	Kinder bis 14. J.	Jugendliche 14–16 J.	16–18 J.
Branntwein, branntweinhaltige Getränke und Lebensmittel	Nein	Nein	Nein
Andere alkoholische Getränke (z. B. Bier)	Nein	Nein (ausg. in Begl. des Personensorgeberechtigten)	Ja
Rauchen in der Öffentlichkeit	Nein	Nein	Ja

Paragraph 4

(1) In Gaststätten, Verkaufsstellen oder sonst in der Öffentlichkeit dürfen

1. Branntwein, branntweinhaltige Getränke oder Lebensmittel, die Branntwein in nicht nur geringfügiger Menge enthalten, an Kinder und Jugendliche,
2. andere alkoholische Getränke an Kinder und Jugendliche unter sechzehn Jahren
   weder abgegeben noch darf ihnen der Verzehr gestattet werden,

(2) Absatz 1 Nr. 2 gilt nicht, wenn Jugendliche von einem Personensorgeberechtigten (Par. 2 Abs. 2 Nr. 1) begleitet werden.

(3) In der Öffentlichkeit dürfen alkoholische Getränke nicht in Automaten angeboten werden. Dies gilt nicht, wenn ein Automat in einem gewerblich genutzten Raum aufgestellt und durch Vorrichtungen oder durch ständige Aufsicht sichergestellt ist, daß Kinder und Jugendliche unter sechzehn Jahren alkoholische Getränke nicht aus dem Automaten entnehmen können. Par. 20 Nr. 1 des Gaststättengesetzes bleibt unberührt.

Paragraph 9

Das Rauchen in der Öffentlichkeit darf Kindern und Jugendlichen unter sechzehn Jahren nicht gestattet werden.

Aus der Psychologie weiß man, daß eine Verstärkung positiver Verhaltensalternativen wesentlich wirkungsvoller zu einer Einstellungsänderung beiträgt als Verbote mit dem erhobenen Zeigefinger. Vorbeugung sollte nicht nur warnen. Sie wird wesentlich wirkungsvoller, wenn sie auch für etwas wirbt. Das bedeutet, alkoholfreie Getränke in ihrem Image für den Alltagskonsum aufzuwerten und das Angebot zu erweitern. Alkohol sollte vom alltäglichen Gewohnheitsgebrauch weg zu einem Getränk für besondere Anlässe werden. Wenn Eltern in dieser Weise kritischen Konsum vorleben, ist das für Kinder die beste Prophylaxe.

2. Aktivität statt passiver Konsumhaltung

Nie zuvor in der Geschichte gab es eine derart breite Palette an Möglichkeiten, durch passiven Konsum Konflikte und Auseinandersetzungen aus dem Wege zu gehen und sich in angenehme Stimmung zu versetzen. Dieser bequeme Weg ist verlockend, aber gefährlich. Die Fähigkeit, aktiv mit sich selbst etwas anzufangen und Unlustgefühle und Konflikte aus eigener Kraft überwinden, geht dabei langsam verloren. Video, Walkman; Fernsehen und andere Konsummöglichkeiten schaffen eine „Wirklichkeit aus zweiter Hand“. Am Ende dieser Konsumkette stehen dann oft Drogen.

In ganz besonderem Maße treffen die Gefahren einer passiven Konsumhaltung für das heranwachsende Kind und die Entfaltung seiner aktiven, kreativen Persönlichkeitsanteile zu. Anna Freud schreibt in ihrem Buch: „Wege und Irrwege in der Kinderentwicklung“, daß ein Kind im Alter von vier bis sechs Jahren die Fähigkeit entwickeln muß, die direkte Befriedigung seiner Wünsche aufzuschieben und auf andere, erreichbare Ziele zu verschieben. Außerdem muß es lernen, einen vorgefaßten Plan zu Ende zu führen und sich von Unlust oder Schwierigkeiten auf dem Weg zum erwünschten Ziel nicht abschrecken zu lassen. Dies sind wichtige Schutzfaktoren vor einer späteren Sucht und anderen seelischen Erkrankungen.

In dieser Entwicklungsphase des Kindes hat das Spiel eine ganz zentrale Bedeutung. Bevorzugt werden in diesem Stadium Spielmaterialien, die der Tätigkeitsfreude und den mit ihnen verbundenen Phantasien Ausdruck geben. Das sind u. a. Baumaterialien, bewegliches Spielzeug und Spielpuppen, die zur Symbolisierung bestimmter Haltungen und Einstellungen geeignet sind. Die aus dem Spiel bezogene Lust verschiebt sich dann allmählich auf die Freude am Erfolg einer Tätigkeit, d. h. auf den Lustgewinn bei der Lösung einer Aufgabe. Die sogenannte „Werkreife" ist erreicht, die als Vorbedingung für die Schulreife des Kindes gilt.

Förderung aktiver Lebensgestaltung

Auf dem Weg vom Spiel zur Arbeit kommen dann noch eine Reihe anderer Tätigkeiten dazu, die wichtige Schutzfaktoren gegen eine spätere Suchtentwicklung darstellen. Dies sind die Entwicklung von Hobbys, Phantasie- und Bewegungsspielen und Sport. Hobbys stehen auf halbem Weg zwischen Spiel und Arbeit. Sie entwickeln sich normalerweise mit dem Sammeleifer und dem Ausbilden spezieller Interessen im Alter von vier bis sechs Jahren. Oft erhalten sie sich in der ein oder anderen Form für das ganze weitere Leben. Auch wenn Interessen häufig wechseln, sollten Eltern sie nicht abwürgen mit einem „Du fängst ja jeden Tag etwas anderes an, das hat doch keinen Sinn so!" Gelingt es, durch geduldige Förderung daraus feste Hobbys oder Engagement für eine Sache zu entwickeln, dann stellt dies einen wesentlichen Schutz vor einer Suchtentwicklung dar. Hobbys sind eine spielerische Form der Arbeit. Man erlebt dabei Freude an der Tätigkeit, ein erhöhtes und entrücktes Lebensgefühl und Entspannung: eine Art positiver Drogeneffekt.

In der Motivationspsychologie wird dieses „völlig selbstvergessene Aufgehen im Tun, jenseits von Angst und Langeweile" als Flow-Erlebnis bezeichnet. Der Motivationsforscher Csikszentmihalyi hat die Bedingungen, unter denen es dazu kommt, in seinem Buch „Das Flow-Erlebnis" beschrieben. Besonders befriedigend sind Tätigkeiten, die volle Konzentration erfordern und eine Herausforderung darstellen. Flow tritt dann ein, wenn man durch entsprechende Rückmeldungen das befriedigende Gefühl erlebt, Kontrolle über die Tätigkeit auszuüben und sie zu beherrschen. Wichtig ist dabei die Herausforderung und der experimentelle, spielerische Charakter mit einem Rest Ungewißheit, ob man es schaffen wird. Freude und Flow entsteht nach diesen Untersuchungen dann, wenn die Tätigkeit den Menschen fordert, aber nicht überfordert. Sie steht in einem ausgewogenen Verhältnis zu seiner Leistungsfähigkeit und ermöglicht so Erfolgserlebnisse. Der Mensch bekommt auf diese Weise das Bewußtsein, daß er die Grenzen seiner Fähigkeit erkunden und erweitern kann. Dadurch wird sein Durchhaltevermögen und der Glaube an seine Fähigkeiten gestärkt. Das Erfolgserlebnis wird zur Droge, die das Wachstum neuer Fähigkeiten stimuliert und die Belastungsfähigkeit stärkt.

Natürlich sind mit dieser Formel nicht alle Probleme des Lernens und der Arbeitsgestaltung gelöst. Aber sie haben eine gesellschaftliche Dimension. Im Sinne der Psychologie des Flow-Erlebnisses können Eltern für ihre Kinder, Lehrer für ihre Schüler und Vorgesetzte für ihre Mitarbeiter Arbeitsabläufe interessanter und befriedigender gestalten. Dies setzt natürlich die Erkenntnis voraus, daß der bequemste und sicherste Weg eben gerade nicht der ist, der am meisten Freude und Befriedigung mit sich bringt. Nicht passiv konsumierte Vergnügungen machen uns nach den Untersuchungen von Csikszentmihalyi wirklich glücklich, sondern die Freude, die einer selbst gestellten und unter Anstrengungen gemeisterten Herausforderung entspringt. Glück ist eine „Überwindungsprämie".

Fernsehkonsum und Passivität

Suchtgefährdete Kinder empfinden jeden Aufschub oder jede Einschränkung eines Wunsches als unerträglich und antworten mit allen Zeichen von Ärger, Zorn, Unbehagen und Ungeduld; nichts kann sie zufriedenstellen außer der Erfüllung des ursprünglichen Verlangens. Fernsehen ist Unterhaltung auf

Knopfdruck und kann die Tendenz zur direkten, sofortigen und passiven Befriedigung von Wünschen sowie den Reizhunger verstärken. Die Zeit vor dem Fernseher geht außerdem verloren für sinnvolle Spiele und die Entwicklung aktiver Beschäftigungsmöglichkeiten und Hobbys. Natürlich gibt es auch Sendungen, die ganz bewußt Anleitung und Anreize zu aktiven und kreativen Tätigkeiten geben. Sie sollten auf jeden Fall den Vorzug haben. Grundsätzlich darf das Gerät nicht als Babysitter oder Kinderfrau mißbraucht werden. Ideal wäre es, das Fernsehen auf ganz wenige Sendungen zu beschränken, diese gemeinsam anzuschauen und später über den Inhalt zu sprechen.

Umgang mit Süßigkeiten

Ein weiterer suchtfördernder Risikofaktor ist der Umgang mit Süßigkeiten. Hier gibt es ein riesiges Konsumangebot, speziell auf die Zielgruppe der Kinder zugeschnitten. Eine raffinierte Werbung versucht mit allen möglichen Tricks, Kinder auf den Geschmack zu bringen und sie süchtig nach den angepriesenen Produkten zu machen. Der Heißhunger von Kindern auf Süßigkeiten wird konsequent zur Umsatzsteigerung genutzt. Scheinheiligerweise wird den Schokoriegeln und Vitamin-Drinks in der Werbung oft noch das Deckmäntelchen sportlicher Leistungssteigerung umgehängt. Wenn Eltern hier nicht aufpassen, wird Suchtverhalten geradezu antrainiert. Insbesondere, wenn Süßigkeiten anstelle von emotionaler Zuwendung, zur Beruhigung oder als Trostpflaster gegeben werden und so zu einer Art Ersatzdroge werden. Mit ihrer Großzügigkeit in puncto Süßigkeiten haben zum Beispiel Ninas Eltern unbeabsichtigt die Suchtstruktur der Tochter mitgeprägt. Nach Beobachtungen von Kinderärzten ist die Zahl der Schüler mit Übergewicht seit 1980 um 50 Prozent gestiegen. Ein wesentlicher Faktor ist dabei, daß sich Kinder im Fernseh- und Videozeitalter zu wenig bewegen und während der Sendungen Chips, Süßigkeiten und kalorienreiche Drinks zu sich nehmen. Durch dieses Verhalten wird das Risiko einer Fettsucht deutlich erhöht. Übergewicht ist für Kinder eine erhebliche emotionale Belastung, da sie von Spielkameraden oft gehänselt werden.

Konsumverhalten und Werbung

Reizhunger und Anspruchshaltung von Kindern und Jugendlichen werden konsequent durch eine geschickte, in allen Medien präsente Werbung manipuliert und in die Höhe getrieben. Konsum ist für sie ein wichtiges Statussymbol. Ob Pullover, Jeans oder Fahrrad, es muß eine ganz bestimmte Marke sein, das Label muß stimmen, sonst verliert man an Geltung in der Clique. Durch reichliches Taschengeld wird diese konsumorientierte, passive Lebenseinstellung gefördert. Sie hat deutliche Parallelen zum Suchtverhalten. Die Fähigkeit, mit Grenzen und Verzicht umzugehen, wird nicht entwickelt. Die Kinder werden abhängig vom Konsum. Wird der Reizhunger nicht gestillt, entstehen Entzugserscheinungen in Form von Leere und Langeweile. Wenn ein Abend ohne Fernsehen für die Familie zum Problem wird, dann wird es Zeit, ihn öfters auszuschalten. Die Förderung aktiver Unterhaltung in der Familie, wie z.B. Gespräche über Tagesereignisse, Geschichten erzählen, gemeinsame Spiele oder Sport ist die beste Vorbeugung gegen eine Suchtentwicklung.

Der bewußte Verzicht auf Konsum, sich selbst Grenzen setzen, ist nicht nur für die Erhaltung der Umwelt von Bedeutung, sondern auch für die innere Ökologie des Menschen. Wir können die Gesellschaft nicht ändern, aber wir können uns ändern. Wichtig ist, daß Eltern ein Vorbild sind und ihren Kindern gegenüber glaubwürdig bleiben.

3. Erziehung zur Un-abhängigkeit

Fordern statt Verwöhnen

Erziehung zur Un-abhängigkeit und Eigenverantwortlichkeit ist einer der wichtigsten Schutzfaktoren gegen die Entwicklung einer Sucht. Die Eltern lassen das Kind altersgemäße Entscheidungen selbst treffen, aber auch die damit verbundenen Risiken und Konsequenzen selbst tragen. Bei gutem Ausgang erlebt das Kind eine Selbstbestätigung, bei negativem wächst das Gefühl für seine Grenzen. Wenn Kinder sich in altersgemäßen Freiräumen allein und ohne die Hilfe der Eltern erproben und bewähren können, entwickeln sie Vertrauen in ihre eigenen Fähigkeiten. Sie lernen, ihre eigene Verantwortung richtig einzuschätzen. Die Nicht-Einmischung der Eltern fördert Selbständigkeit und Eigeninitiative. Ein verwöhnender und überbehütender Erziehungsstil wie bei Nina kann jedoch die Entwicklung von Selbstsicherheit und Durchhaltevermögen hemmen. Das Kind bleibt in einer abhängigen Versorgungshaltung, seine Verselbständigung wird blockiert. Dagegen kann eine Erziehung nach der Devise „Fordern statt verwöhnen" und die beständige Frage: „Kann das mein Kind nicht schon selbst machen?" das Selbstvertrauen und die Fähigkeit, mit Belastungen umzugehen, stärken.

Fordern sollte allerdings nicht in Überfordern ausarten, wie das bei den Eltern von Stefan der Fall war. Ihre Erziehung war von dem Leitsatz geprägt: „Mein Kind soll einmal etwas Besonderes werden." Wenn dieser Wunsch vom Kind verinnerlicht wird, kann dies zu einer großen Kluft zwischen den Erwartungen an sich selbst und seinen tatsächlichen Fähigkeiten führen. Die Folgen sind möglicherweise problematisch. Was man erreicht hat, wird als „nur" durchschnittlich abgewertet, weil es nicht den hohen Idealvorstellungen entspricht. Versagen und Unzufriedenheit werden so oft vorprogrammiert. Damit wächst die Gefahr späteren Drogenkonsums. Diese Kluft zwischen dem realen und dem idealen Selbstbild, zwischen „Wie man ist" und „Wie man gerne sein möchte" ist ein Charakterzug, den man häufig bei Drogenabhängigen findet. Er ist eine treibende Kraft in Stefans Suchtentwicklung. Für ihn trifft sicherlich das Wort zu: „Hinter jeder Sucht steckt eine Sehnsucht." Mit Hilfe der Droge schafft er es zunächst, seiner ersehnten Idealvorstellung nahezukommen und die abwertenden kritischen Stimmen in seinem Innern zu betäuben. Läßt die

Wirkung der Droge nach, folgt dann ein Fall ins Bodenlose, verbunden mit noch stärkeren Selbstzweifeln und Minderwertigkeitsgefühlen.

Wertschätzung und Anerkennung

Wichtig ist, daß Eltern ihren Kindern die Grunderfahrung vermitteln, daß sie geliebt werden, so wie sie sind, auch ohne Bravourleistungen. Sie sollten versuchen, ihrem Kind die „Droge" Erfolgserlebnis in anderen Bereichen zu vermitteln, wenn sie ihm in der Schule oder am Arbeitsplatz versagt bleibt. Jugendliche sind immer auf der Suche nach Anerkennung, Bestätigung und Zuwendung. Dies darf nicht nur an gute schulische Leistungen geknüpft sein. Auch als schulischer „Versager" sollte sich das Kind zu Hause angenommen und geborgen fühlen. Sonst besteht die Gefahr, daß es sich die Anerkennung anderswo sucht und sich durch schulische Verweigerung und Drogenkonsum vor seinen Kameraden als „Negativheld" aufbaut, so wie das bei Stefan der Fall war.

Wertschätzung und Anerkennung für das Kind kann auf verschiedenen Ebenen zum Ausdruck kommen. Auch schon der Versuch und das Bemühen, eine Aufgabe zu lösen oder sich einem Problem zu stellen, verdient Lob – selbst wenn es nicht zum gewünschten Erfolg führt. Durch einfühlendes Verständnis für nicht geglückte Versuche und Anerkennung auch für Teilerfolge erfahren Kinder die Bestätigung ihres eigenen Wertes, fühlen sich bestärkt, weiterzumachen und entwickeln Vertrauen und Zuneigung zu sich selbst. Sie lernen, sich so wahrzunehmen und zu mögen, wie sie wirklich sind, mit all ihren Schwächen, aber auch mit ihren Stärken. Um nicht mißverstanden zu werden: Es geht hier nicht um Schönfärberei und Zweckoptimismus, sondern um die Veränderung einer Sichtweise, die sich auf Negatives konzentriert. Auf den Punkt gebracht wird dies durch Stefans Vater, der das sehr gute Schulzeugnis seines Sohnes mit der Bemerkung quittierte: „Fast nur Einser. Mußte denn der eine Zweier sein?" Die bekannte Familientherapeutin Virginia Satir schreibt in ihrem Buch „Selbstwert und Kommunikation“: „Ich bin überzeugt, daß das Gefühl des Wertes nicht angeboren ist, es ist erlernt. Gefühle von positivem Selbstwert können nur in einer Atmosphäre gedeihen, in welcher individuelle Verschiedenheiten geschätzt sind, in der Fehler toleriert werden, wo man offen miteinander spricht und wo es bewegliche Regeln gibt – kurz in einer Atmosphäre, die eine nährende, wachstumsfördernde Familie ausmacht. Nicht zufällig fühlen sich Kinder aus solchen Familien im allgemeinen gut.“

Suchtfördernde Erziehungsmuster

Auch ein passiver, konfliktvermeidender „laissez faire“ Erziehungsstil kann suchtfördernd wirken. Das Kind lernt nicht, Grenzen zu akzeptieren und auf andere Rücksicht zu nehmen. Die Fähigkeit, Konflikte mit anderen auszutragen und zu fairen Lösungen zu kommen, wird nicht geschult. Dies wiederum ist Voraussetzung für den Aufbau tragfähiger Beziehungen und den sozialen Umgang mit anderen. Lernt ein Kind das nicht, wird es leicht zum Außenseiter.

Häufig findet sich auch ein Wechsel von „laissez faire“ und extremer Konsequenz. Gerade beruflich vielbeschäftigte Eltern neigen manchmal zu solchen anfallsartigen Erziehungsversuchen. Für das Kind sind solche inkonsequenten Erziehungsstile ein verunsicherndes Wechselbad ohne klare Konturen und Grenzen. Ähnlich kann die Kombination von strengem, überforderndem und verwöhnendem, weichen Elternteil wirken. In beiden Fällen fehlen dauerhafte, unumstößliche Regeln, die dem Kind Sicherheit geben. Bei einem einheitlichen Erziehungsstil weiß das Kind, woran es ist und kennt die Konsequenzen, die bestimmte Verhaltensweisen haben. Selbst wenn diese Regeln sehr streng sind und vom Kind ständig in Frage gestellt werden, sind sie für die Persönlichkeitsentwicklung wesentlich günstiger als ständig wechselnde Erziehungsstile. Sie fördern eine ängstliche, unsichere und mißtrauische Grundeinstellung, da das Kind sein Gegenüber immer als unberechenbar und wenig zuverlässig einschätzen wird.

Eine immer größere Zahl von Kindern wächst mit getrennt lebenden Eltern auf. Auch wenn es schwerfällt und Überwindung kostet, sollten sich die Eltern auf gemeinsame Erziehungsprinzipien festlegen und sich regelmäßig über ihr Kind und anstehende Probleme unterhalten. Oft versucht ein Elternteil, das Kind durch Verwöhnung und Nachgiebigkeit stärker an sich zu binden. Oft lernen auch die Kinder, beide Elternteile gegeneinander auszuspielen. Um so wichtiger sind gemeinsame Gespräche der Eltern, um Fehlentwicklungen des Kindes vorzubeugen.

Noch einmal, damit es nicht zu Mißverständnissen kommt: Als suchtfördernd werden hier extreme Formen der geschilderten Erziehungsstile eingestuft. Es wird wohl kaum Eltern geben, die nicht eine Tendenz zu irgendeinem der hier aufgeführten Erziehungsmuster haben. Erziehung ist ein Faktor in einem ganzen Ursachenbündel. Allein ausschlaggebend ist sie nicht.

Den Gesprächsfaden nicht reißen lassen

Krisen entstehen häufig in Übergangsphasen, so z.B. bei Eintritt in den Kindergarten oder in die Schule, vor allem aber bei Beginn der Pubertät und der Ablösung vom Elternhaus. Eltern sollten sich deshalb für diese Übergänge viel Zeit nehmen, da hier häufig die Weichen für die zukünftige Entwicklung gestellt werden. Wichtig ist es dabei, mit Kindern im Gespräch zu bleiben. Bei vielen Jugendlichen, die wir beraten, ist der Gesprächsfaden zu ihren Eltern zerrissen. Der Kontakt beschränkt sich nur noch auf den Austausch oberflächlicher Alltäglichkeiten. Es kommt ihnen absurd vor, über ihre Pubertätsprobleme, ihre Wünsche und Sehnsüchte mit den Eltern zu sprechen. „Die verstehen mich ja doch nicht", ist ein Resümee, das wir häufig zu hören bekommen. Patentrezepte und schulterklopfende Ratschläge im Sinne eines: „Ist doch nicht so schlimm, das wird schon wieder, halt die Ohren steif", kommen bei den Kindern nicht an und helfen nicht weiter. „Meine Eltern waren für mich immer wie Standbilder auf einem Podest, ohne Fehler und Schwächen. Für alles hatten sie irgendeinen klugen Rat. Aber irgendwie waren sie ganz weit weg von mir, Lichtjahre entfernt, wie auf einem anderen Planeten", erzählt Stefan über den Kontakt zu seinen Eltern.

Einfühlungsvermögen

Den richtigen Ton trifft man oft eher, wenn man versucht, sich in die Lage des Kindes einzufühlen. Hilfreich dabei kann es sein, sich in die eigene Pubertät zurückzuversetzen. Wahrscheinlich hatte man damals mit ganz ähnlichen Problemen zu kämpfen. Wie war das damals in der Pubertät, als man verbotenerweise heimlich die erste Zigarette rauchte, oft mit den Eltern Krach hatte oder alles als sinnlos empfand. Die Rekonstruktion eigener Kindheitsgefühle kann es erleichtern, die aktuelle Stimmung des Kindes zu verstehen. Darüber zu sprechen hilft dem Kind in der Regel mehr als irgendwelche Patentrezepte. Es schafft Vertrauen und das Gefühl, mit seinen Problemen nicht alleine zu sein. Das Kind braucht Verständnis und Mitgefühl dafür, daß es traurig ist und die Bestätigung, daß die Situation schwierig ist. Dann sollte man seine Mithilfe anbieten, ohne gleich eine schnelle Lösung aus der Tasche zu ziehen. All das erfordert jedoch viel Zeit. Mit einigen Gesprächen ist es sicher nicht zu schaffen. Es ist falsch, zu glauben, Eltern dürften dem Kind gegenüber keine Schwächen und Fehler zugeben. Die Angst, das würde das Kind nur verunsichern und möglicherweise auf eine falsche Bahn bringen, ist unbegründet. Es schafft Nähe. Stefans Beispiel zeigt, daß die distanzierte, unantastbare Standbildfunktion seiner Eltern den gegenteiligen Effekt provoziert hat. Thomas Gordon schreibt in seinem Buch „Familienkonferenz", in dem es um die Lösung von Konflikten zwischen Eltern und Kind geht: „Offensichtlich gefällt es Kindern, wenn ihre Eltern Menschen und keine Gottheiten sind. Sie reagieren positiv auf ihre Eltern als Menschen, nicht als Schauspieler, die eine Rolle verkörpern und vorgeben, etwas zu sein was sie nicht sind."

Die Förderung von Einfühlungsvermögen, d.h. der Fähigkeit, sich in die Lage des anderen zu versetzen, ist für die Entwicklung stabiler Beziehungen und sozialen Verhaltens von ausschlaggebender Bedeutung. Tragfähige und vertrauensvolle Beziehungen sind wiederum ein wesentlicher Schutzfaktor gegen eine Suchtentwicklung. Beim Kind kann Einfühlungsvermögen durch Puppen-, Theater- oder Rollenspiele gefördert werden. Dadurch wächst das Verständnis für die Gefühle und Reaktionsweisen des anderen. In der Ablösungsphase läßt sich die gegenseitige Rollenerstarrung manchmal durch Rollenwechsel lockern. So kann man den Jugendlichen z.B. fragen, wie es ihm wohl als Vater erginge, wenn sein Kind Drogen konsumiert. Welche Gefühle würde das in ihm auslösen? Wie würde er mit seinem Kind umgehen?

Gefühle anzusprechen und miteinander zu teilen, ist eine wichtige Ventilfunktion für unser inneres Gleichgewicht und ein Schutzfaktor gegen eine Suchtentwicklung. Das Sprechen über Gefühle war in Ninas und Stefans Familie nicht üblich. Sie wurden verdrängt. Es herrschte ein Klima emotionaler Sprachlosigkeit. Die Kinder lernten nicht, sich auf der emotionalen Ebene mitzuteilen. Aufgestaute Gefühle konnten dadurch nicht abgebaut werden, Drogen waren die Alternative.

Für die Entwicklung einer realistischen Selbsteinschätzung und stabilen Identität ist es wichtig, sich aus der Warte des anderen, seines Gegenübers sehen und kritisch beurteilen zu können. Das bedeutet, aus dem eigenen Schneckenhaus, der starken Selbstbezogenheit herauszutreten. Diese Fähigkeit braucht ständige Übung, um funktionstüchtig zu bleiben. Bei suchtgefährdeten Jugendlichen ist diese Fähigkeit oft schlecht entwickelt. Durch Drogen wird sie blockiert und kümmert vor sich hin. Die Identität und das Selbstwertgefühl sind um so stabiler, je deckungsgleicher Selbst- und Fremdbeurteilung sind und je mehr die Antworten auf die Fragen: „Wie sehe ich mich und wie sehen mich die anderen?“ übereinstimmen.

Abgrenzung gegen Gruppendruck

Die Freundesclique bekommt für die Einstellung und den Konsum von Drogen ab etwa zwölf Jahren eine ganz entscheidende Bedeutung. Stefans Suchtentwicklung ist dafür ein Beispiel. Durch Einladungen, gemeinsame Ausflüge, Konzertbesuche etc. haben Eltern die Möglichkeit, Kontakt zu den Freunden des Kindes zu halten. Wenn sie im Gespräch bleiben, können sie Veränderungen in der Clique früher registrieren und ansprechen. Kontakthalten sollte jedoch nicht mit penetranter Einmischung in die Angelegenheiten des Kindes verwechselt werden. Kinder haben ein Recht auf ihre Privatsphäre, in die sie sich zurückziehen können. Dies sollte von den Eltern respektiert werden.

Die Fähigkeit, sich gegen den Gruppendruck abgrenzen zu können, ist ein wichtiger Schutzfaktor vor einer Suchtentwicklung. Die meisten Jugendlichen probieren Verbotenes aus Neugier und Lust am Abenteuer. Sie wollen etwas Aufregendes, Ungewöhnliches erleben. Oft tritt jedoch beim ersten Konsum der erwünschte Effekt nicht ein. Selbst spätere Süchtige berichten oft, daß die ersten Drogenerlebnisse enttäuschend waren. Häufig ist es dann der Druck, den eine Gruppe ausübt, der den Jugendlichen weitermachen läßt. Man will dazugehören, will sich nicht blamieren, hat Angst vor einem herablassenden: „Du paßt noch nicht in unsere Clique, dafür mußt du erst noch etwas älter werden!“ oder „Du traust dich ja nur nicht, du Feigling!“

Spielraum zum Nein-Sagen

Eltern können ihren Kindern dabei helfen, ein klares und selbstsicheres Nein für solche Versuchungssituationen zu entwickeln. Denkbar wäre z.B., in Spielsituationen zu Hause die Rolle von Freunden aus der Clique zu übernehmen, die ihrem Kind Drogen oder Alkohol anbieten und dann zusammen verschiedene Gesprächssequenzen durchzuspielen. Jugendliche mit einem stabilen, von der Gruppenanerkennung unabhängigen Selbstwertgefühl vermögen sich der Clique gegenüber zu behaupten und zuzugeben, daß ihnen die Droge nichts gebracht hat und sie deshalb den Konsum nicht fortsetzen. Sie nehmen die Gefahr in Kauf, unbeliebt zu sein und ausgeschlossen zu werden. Eine derartige Einstellung des Kindes wird durch eine Erziehung gefördert, die auch innerhalb der Familie ein Nein des Kindes und seine Abgrenzung toleriert, und zwar ohne Liebesentzug. Das hat nichts mit totalem Gewährenlassen zu tun und gilt natürlich nicht, wenn sich das Kind zum x-ten Male z.B. vor dem Geschirrspülen drückt. Toleranz ist angesagt, wenn man z.B. das Kind gerne bei einem Ausflug dabei hätte, und es nicht will. Oder es möchte einen Pullover haben, den man selbst nicht mag. Es gibt genügend Möglichkeiten, dem Kind einen Spielraum zum Nein-Sagen zu lassen und damit Gelegenheit zu geben, diese wichtige Fähigkeit zu entwickeln und zu verstärken. In einem sehr autoritären Klima, das keine Widerreden duldet, kann das selbstbewußte Nein nur schlecht gedeihen.

Entwicklungsaufgaben zur Unabhängigkeit

Das übergeordnete Ziel der Suchtvorbeugung ist *die Entwicklung des Kindes zur Unabhängigkeit.* Dieses Ziel kann in der Alltagsroutine oft untergehen, man darf es jedoch nicht aus dem Auge verlieren. Es bedeutet, mein Kind dabei zu unterstützen, ein selbständiger Erwachsener zu werden, der sein Leben meistert, daran Spaß und es als eine Herausforderung sieht. Um als Erwachsener ein selbständiges und befriedigendes Leben führen zu können, muß das Kind eine Reihe von Entwicklungsaufgaben bewältigen. Werden sie nicht in der entsprechenden Altersphase gelöst, so wird der Betroffene durch die Belastung dieser nicht gelösten Lebensaufgabe ständig in seiner Zufriedenheit und seinen Möglichkeiten eingeengt sein. Dieser unbewältigte Konflikt und die damit verbundenen Versagergefühle werden dann oft durch die Einnahme von Drogen verdrängt. Die Entwicklungsaufgaben sind in der folgenden Tabelle zusammengefaßt.

Entwicklungsaufgaben: Kind → Erwachsener

- Pubertät – sexuelle Identität
- Anerkennung Bezugsgruppe
- Schulabschluß; Berufswahl; Ausbildung
- Berufliche Tätigkeit; Einstellung zu Autoritäten
- Ablösung von Eltern; eigene Wohnung
- Partnerbeziehung
- Materielle Selbständigkeit; emotionale Unabhängigkeit

Eltern sollten den Prozeß der Ablösung und Verselbständigung fördern. Erziehung bedeutet in diesem Zusammenhang, dem Jugendlichen seine vor ihm liegende Aufgabe klarzumachen und ihn zu ermuntern, sie aktiv anzugehen und nicht auszuweichen. Viele Kinder beginnen viel zu spät, sich über ihre zukünftige Berufswahl Gedanken zu machen. Am Ende der Schulzeit stehen sie dann plötzlich völlig ratlos und unter Zeitdruck vor einer der wichtigsten Entscheidungen ihres Lebens, welchen Beruf sie wählen sollen. Die Frage der Berufswahl sollte von Beginn der Schulzeit an immer wieder thematisiert werden.

Es geht in der Entwicklung vom Kind zum Erwachsenen darum, gemeinsam Lösungsstrategien zu erarbeiten, immer wieder Mut zu machen, insbesondere bei den unvermeidlichen Rückschlägen und Mißerfolgen. Ein Prinzip dabei ist die „Hilfe zur Selbsthilfe". Was das Kind selbst schafft, steigert sein Selbstwertgefühl. Wohlmeinende Hilfe dagegen kann entmündigen. Hilfe besteht gerade oft darin, nicht direkt zu helfen, sondern zur Selbsthilfe zu motivieren. Also zum Beispiel nicht die Schulden zu bezahlen, aber das Kind mit allen Kräften unterstützen, damit es eine Arbeit findet. Sucht bei Jugendlichen ist häufig Ausdruck einer nicht gelungenen Ablösung von der Familie. Es fehlen die notwendigen Fähigkeiten zur selbständigen Lebensbewältigung.

Eine Grundüberlegung dabei ist die Frage, wie ich mein Kind unterstützen kann, von mir unabhängig zu werden. Wie kann ich mich in bestimmten Bereichen überflüssig machen und dem Kind helfen, ohne mich auszukommen und sich abzunabeln. Dabei sollte man natürlich dem Kind weiterhin das Gefühl der Geborgenheit und Sicherheit vermitteln. Je sicherer es sich fühlt, desto schneller vollzieht sich der Ablösungsprozeß, desto mehr traut es sich zu. Jede der Entwicklungsaufgaben des Kindes erfordert auch eine Weiterentwicklung der Erwachsenen. Auch Eltern hilft es, sich die vor ihnen liegende Aufgabe klarzumachen und sich nicht von den Ereignissen überrollen zu lassen. Auch sie müssen einen Entwicklungsprozeß durchmachen, der sehr viel mit Loslassen und Abschiednehmen zu tun hat. Es geht darum, sich eine neue, vom Kind unabhängige Rolle im Leben aufzubauen und das „leere Nest-Syndrom“ zu bewältigen. Um erwachsen zu werden, muß das Kind seine eigenen Erfahrungen und auch seine eigenen Fehler machen. Es ist schwierig, dies zuzulassen und mit der damit verbundenen Angst zu leben: „Die Ohnmacht zu akzeptieren, ohne die Hoffnung zu verlieren.“

III. Wie können Eltern drogenabhängigen und drogengefährdeten Kindern helfen?

1. Motivation durch konsequentes Verhalten

Ein Drogenabhängiger oder Drogengefährdeter (im weiteren Verlauf dieses Kapitels ist der Begriff Drogengefährdeter der Einfachheit halber nur dort aufgeführt, wo Abweichungen in der Behandlung im Vergleich zum Drogenabhängigen bestehen) beginnt in der Regel erst dann ernsthaft daran zu denken, seine Droge aufzugeben, wenn die in der Gegenwart spürbaren negativen Folgen die positiv empfundenen Drogenwirkungen überwiegen. Zunächst wird er versuchen, die unangenehme Gegenwart zu verdrängen und sich wieder in die Illusion der anfänglichen „Flitterwochen" mit seiner Droge zu flüchten. Der Vergleich mit der Trennung aus einer intensiven Partnerbeziehung liegt hier nahe. Man mag zwar einsehen, daß es keinen Sinn mehr hat, klammert sich aber an jeden Strohhalm in der Hoffnung, daß es vielleicht doch wieder anders werden könnte. Selbst wenn der Zusammenhang zwischen der augenblicklichen mißlichen Situation und der Droge offenkundig ist, versucht sich der Abhängige immer wieder einzureden, daß nicht seine Drogensucht, sondern der betrügerische Dealer, der herzlose Vermieter, der pingelige Chef, die intoleranten Eltern oder die Gesellschaft überhaupt schuld daran sind. Alles, nur nicht die Droge hat den Abhängigen in diese schwierige Situation gebracht. Erst wenn sich die Illusion des freien, ungebundenen Drogenlebens durch noch so ausgeklügelte Verdrängungsmechanismen nicht mehr aufrechterhalten läßt und die Einsicht in die wahren Zusammenhänge zunimmt, wird sich der Abhängige gegen die Droge entscheiden.

Die unmittelbar spürbaren negativen Erfahrungen des Drogenkonsums sind drückende Schulden und die ständig drohenden Entzugserscheinungen. Dazu kommt der Dauerstreß der Drogenbeschaffung und die nach längerer Abhängigkeit einsetzende Monotonie des Fixerlebens. Es ist eine Art Fließbandarbeit zwischen Drogenentzug und erneuter Einnahme. Ständig muß man sich um den Nachschub kümmern, der Abhängige ist der Sklave seiner Sucht. Das Fixen wird immer schwieriger, oft sogar zu einem Drama, denn es ist kaum noch eine intakte Vene vorhanden. Auf Dauer wird auch die euphorisierende Wirkung der Droge schwächer, der richtige „Kick" bleibt aus. Die Beziehungen zur Drogenclique oder drogenkonsumierenden Partnern und Freunden verändern sich. Sie geben keinen Rückhalt mehr, brechen auseinander oder entwickeln sich zu „knallharten" Geschäftsbeziehungen. Diese sind gekennzeichnet von Mißtrauen und der Angst, vom anderen betrogen zu werden. Das Kräftespiel zwischen positiven und negativen Konsequenzen der Droge wird immer mehr zu einer Negativbilanz.

Dazu kommt die Entfremdung von Angehörigen und Freunden, der berufliche Abstieg, Strafverfahren und gesundheitlicher Verfall. Natürlich sind es nicht nur die spürbaren negativen Konsequenzen und der drohende weitere Abstieg, die den Fixer zum Handeln veranlassen. Allein das kann ihn in immer tiefere Verzweiflung und Resignation stürzen, bis hin zum „goldenen Schuß".

Zum Handeln muß auch der Glaube an sich selbst dazukommen: Ich kann es schaffen, ich habe die Fähigkeiten, von der Sucht loszukommen. Und der Abhängige muß das Gefühl haben, daß es sich lohnt, aufzuhören. Daß es ein Ziel gibt, das einen Anreiz darstellt und im Bereich des Realisierbaren liegt – aber eben nur ohne Drogen. Eine Art Silberstreifen am Horizont, zumindest in seiner Phantasie. Und nicht zuletzt spielt auch der Glaube an die Qualität und Wirksamkeit der Therapie eine Rolle. Natürlich wird man immer seine Zweifel und Bedenken haben, das ist ganz normal. Wenn diese jedoch im Vorfeld weitgehend ausgeräumt werden können und die Grundzüge der Therapieverfahren verstanden und akzeptiert werden, ist es wahrscheinlicher, daß die Behandlung angetreten und auch durchgehalten wird. Eine Binsenweisheit eigentlich, die jedoch in der Dramatik des tatsächlichen Geschehens oft untergeht. Wenn der Abhängige nicht weiß, was ihn erwartet, findet er in einer Therapieeinrichtung oft all seine Vorurteile bestätigt, ohne sich je über die Grundprinzipien einer Therapeutischen Gemeinschaft klargeworden zu sein.

Motivationsaufbau kann also über verschiedene Ebenen geschehen. Es bedeutet für Eltern und Angehörige, konsequent alle suchtverlängernden „Hilfen" abzulehnen. Genauso konsequent sollten sie aber ihrem Kind Mut machen, daß es das Zeug in sich hat, es zu schaffen, von den Drogen loszukommen. Sie können auf Beratungsstellen verweisen, bei denen man sich anonym, vertraulich und kostenlos beraten lassen kann, ohne jegliche weitere Verbindlichkeiten. Sie können auch Schwellenängste abbauen, indem sie sich selbst schon einmal vorher dort beraten lassen oder ihrem Kind anbieten, beim ersten Besuch mitzukommen. Außerdem ist es sinnvoll, daß Eltern auf Beispiele anderer Jugendlicher hinweisen, die in einer ähnlich schwierigen Situation wie ihr Kind waren und jetzt durch eine Therapie drogenfrei geworden sind. Diese ehemals Süchtigen haben Ziele erreicht, die sie während ihrer Drogenabhängigkeit als völlig utopisch betrachtet hätten.

Motivationsaufbau ist also eine Gratwanderung zwischen aktiver Unterstützung des Kindes bei allen Versuchen, die Drogenabhängigkeit aufzugeben und konsequenter Ablehnung aller suchtverlängernden „Hilfen". So hart es ist: Die unangenehmen Folgen seiner Sucht kann man dem Abhängigen nicht ersparen. Das würde den Entscheidungsprozeß zu einem Leben ohne Drogen nur verzögern. Für Eltern bedeutet das im Klartext, nicht mehr die Lösung von Problemen zu übernehmen, die durch den Drogenkonsum bedingt sind. Typische Argumente der Eltern gegen diese Form von Konsequenz: „Wenn ich ihm kein Geld mehr gebe, wird er kriminell." Oder: „So habe ich ihn wenigstens etwas unter Kontrolle." Oder: „Dann geht er vielleicht ganz vor die Hunde und bringt sich um." Solche Ängste sind oft auf die Drohungen und Erpressungsversuche des abhängigen Kindes zurückzuführen.

So ging es zunächst auch Stefans Eltern. Auf ihre Vorwürfe und Bitten hin versprach er, die Drogenszene zu meiden und sich allmählich herunterzudosieren. Aber das sei nur mit ihrer finanziellen Unterstützung möglich. Stefans Eltern gaben nach. „Als mir meine Eltern Vorwürfe machten, da habe ich zu ihnen gesagt, wenn ihr nicht wollt, daß ich weiter auf der Szene deale oder in Apotheken einbreche, dann müßt ihr mir Geld geben. Meine Eltern hatten Angst, daß ich einen Einbruch mache und daß es in der Nachbarschaft bekannt werden würde. Diese Schande! Natürlich wußten sie nicht, daß ich das letzte halbe Jahr meinen Drogenbedarf hauptsächlich über Dealerei und gelegentliche Apothekeneinbrüche organisiert hatte. Mir war das ja auch alles inzwischen viel zu heiß geworden. Die Polizei saß mir im Nacken und ich war nervlich ziemlich am Ende. Da hat mir meine Mutter dann jeden Tag Geld gegeben, meist so 50,– Mark am Tag."

Viele Eltern handeln nach unseren Erfahrungen wie Stefans Eltern. Anstatt den Sohn aufgrund seiner finanziellen Nöte hier und jetzt zu einer Entscheidung zu zwingen, haben sie ihn ungewollt darin unterstützt, diese Entscheidung wieder aufzuschieben. Sie haben damit unfreiwillig genau das unterstützt, was sie um jeden Preis verhindern wollten. Der Sohn konnte so wieder einmal die Ausweglosigkeit seiner Situation verleugnen und sich darüber hinwegtäuschen, daß er seiner Sucht ohnmächtig ausgeliefert war. Das war in dieser Situation nur möglich, weil die Eltern seinen Drogenbedarf und seinen gesamten Lebensunterhalt (Wohnen, Essen, Kleidung) finanzierten – in der guten Meinung, ihm damit aus seinem Elend herauszuhelfen.

Um hier einem weitverbreiteten Mißverständnis vorzubeugen: Konsequentes Verhalten bedeutet nicht, Anhänger der sogenannten Verelendungstheorie zu sein. Der Abhängige muß nicht erst „in der Gosse liegen". Im Gegenteil, Ziel der konsequenten Grundhaltung ist gerade, den Abhängigen in einem früheren Stadium zur Umkehr zu motivieren. Da sein Leben im Stadium der Sucht fast ausschließlich von der Drogenbeschaffung und den drohenden Entzugserscheinungen bestimmt ist, sind Maßnahmen sinnvoll, die für ihn in dieser stark reflexartigen Lebensweise zwischen Drogenbeschaffung – Drogeneinnahme – Drogenentzug gegenwärtig spürbar werden. Der Entzug einer finanziellen Unterstützung greift in diese Verhaltenskette direkt ein.

Ich erinnere mich an viele Erstgespräche, die damit begannen, daß der oder die Drogenabhängige mir sagten: „Wenn ich noch 100,– DM hätte, glauben Sie mir, dann würde ich nicht hier sitzen." Trotz dieser anfänglichen Zwangslage entwickelten sich in einer Reihe von Fällen daraus langfristige Kontakte, die schließlich zur Drogenfreiheit führten. Es ist gut, abhängigen Jugendlichen auf diese Weise zu erklären, daß sich die konsequente Haltung gegen die Sucht, nicht gegen die Person richtet. Daß man nicht aus Schikane, sondern aus Liebe unnachgiebig ist! Es passiert gar nicht so selten, daß Abhängige ihren Eltern wegen ihrer Nachgiebigkeit später Vorwürfe machen: „Ihr hättet doch wissen müssen, was Sucht bedeutet! Wie konntet ihr mich da monatelang mit Geld unterstützen?"

Handeln statt Dauervorwurfshaltung

Es gilt also für die Eltern, konsequent zu handeln. Gerade das wird jedoch häufig vermieden. Viele Eltern lassen sich erpressen und geraten ihrem Kind gegenüber in eine Art Dauervorwurfshaltung. Solche Vorwürfe werden von Drogenabhängigen jedoch schnell verdrängt. Mit Duldermiene und einem genervten Stöhnen erzählt der Süchtige dann später den Freunden: „Ich mußte mir wieder stundenlang dieses Gelabere meiner Eltern anhören, es war nicht auszuhalten, einfach entsetzlich." Zusätzlich schaffen Vorwürfe unterschwellige Schuldgefühle beim Abhängigen, die er wiederum mit Drogen zu betäuben versucht. Sie veranlassen ihn jedoch in der Regel nicht zu konkretem Handeln in Richtung Drogenentzug. Ein unproduktiver und nur schwer erträglicher Dauerzustand entsteht: die sogenannte „Vorwurfs-Schuld-Spirale".

Eltern mögen zwar anhand solcher Beispiele erkennen, daß sie mit ihrer „Hilfe“ oder Nachgiebigkeit den Suchtmechanismus in verhängnisvoller Weise unterstützen. Aber diese rationale Einsicht bedeutet noch lange nicht, daß man deshalb schon in der Lage ist, ein konsequentes, unnachgiebiges Verhalten gegenüber dem Kind auf Dauer gefühlsmäßig durchzustehen. Beschimpfungen, Streit, Vorwürfe und Selbstmorddrohungen sind die Folge, die Atmosphäre zu Hause ist vergiftet und nur schwer zu ertragen. Diese Probleme und Ängste lassen sich nicht einfach zur Seite schieben. Es ist noch relativ einfach, nachzuvollziehen, daß konsequentes Handeln nötig wäre und die bisherigen „Hilfen“ suchtverlängernd sind. Es ist aber äußerst schwierig, die Gefühle zu ertragen, die entstehen, wenn das Kind damit droht, sich auf kriminelle Weise das Geld für den Drogenkonsum zu verschaffen.

Noch problematischer wird es, wenn uns der Abhängige mit Selbstmorddrohungen zu erpressen versucht. Natürlich müssen Eltern solche Drohungen immer ernst nehmen und ihre Hilfe anbieten. Denn neben dem Versuch der Erpressung können hinter einer Selbstmorddrohung auch immer konkrete selbstzerstörerische Motive liegen. Auf jeden Fall sollten sich Eltern in einer derartigen Situation mit einem Arzt oder Berater in Verbindung setzen. Bei eindeutiger und nicht beeinflußbarer Suizidabsicht ist die Überweisung in ein psychiatrisches Krankenhaus unumgänglich, notfalls auch durch Unterbringungsbeschluß. Für eine erhöhte Selbstmordgefährdung sprechen: lang anhaltende und schwere Depressivität, starke Selbstvorwürfe und Schuldgefühle, Verbitterung sowie Resignation über die Aussichtslosigkeit der Situation. Verbunden sind diese Symptome oft mit starker unterschwelliger Aggressivität. Alarmierend ist auch, wenn der Abhängige früher schon einmal einen Selbstmordversuch begangen hat oder wenn sich jemand aus seinem Freundeskreis gerade umgebracht hat.

In dieser Situation Hilfe anzubieten bedeutet aber für Eltern nicht, sich gleichzeitig durch Selbstmorddrohungen erpressen zu lassen und Geld für Drogen zu geben. Es ist schwierig, in einer solchen Lage unnachgiebig zu bleiben. Gelingt es Eltern nicht, werden sie oft Opfer einer Dauererpressung. Es gibt eine Reihe von Fällen, in denen Eltern ihr gesamtes Erspartes – oft 50000 Mark und mehr, für den Kauf von Drogen herausgerückt haben, weil ihr Kind immer wieder mit Selbstmord drohte. Eine fatale Situation. An der Sucht geändert hat sich dadurch nichts.

Zeitlich begrenzter Machtkampf

Oft geben Eltern oder Partner von Drogenabhängigen in dieser schwierigen Situation zu früh auf. Sie resignieren: „Ohne Drogen ist mein Kind (oder mein Partner) noch schlechter zu ertragen als mit Drogen.“ Dahinter steht die Angst, die unerträgliche Situation zu Hause würde sich nun endlos fortsetzen. In der Regel spielt sich jedoch hier ein Machtkampf ab, der zeitlich begrenzt ist. Die Entscheidung, etwas gegen die Sucht zu unternehmen, wird um so schneller fallen, je konsequenter der Drogenabhängige seine Eltern oder seinen Partner erlebt. Und je stärker diese Konsequenz gepaart ist mit der aktiven Unterstützung von ernsthaften Veränderungsversuchen.

Schuldgefühle bei den Eltern

Oft haben sich Angehörige und Süchtige durch die beständigen Auseinandersetzungen in Rollen hineingelebt, die einander verhängnisvoll ergänzen. Wie es dem Süchtigen schwerfällt, sich aus der Abhängigkeit zu lösen, so schwer ist es oft für Angehörige, sich nicht mehr auf das Kind zu konzentrieren. Treibende Kraft sind hier vor allem die starken Schuldgefühle: „Ich bin an der Entwicklung der Sucht mit schuld und kann mich jetzt nicht einfach entziehen und mein Kind im Stich lassen.“ Schuldgefühle machen jedoch handlungsunfähig und sollten deshalb therapeutisch bearbeitet werden, um Eltern zu konsequentem Verhalten zu befähigen.

Ablösungsprozeß auch für die Eltern

Eine wesentliche Rolle spielt auch die Angst vor der Trennung vom Kind. Der Ablösungsprozeß ist unbewußt gar nicht gewollt. Dahinter stecken mehrere Probleme. Zum einen die Angst, das drogenabhängige Kind würde alleine noch tiefer absacken und völlig vor die Hunde gehen. Es ist schwierig, ohnmächtig mit ansehen zu müssen, wie das Kind seine Fehler macht und tut, was es will. Für den Ablösungsprozeß ist es jedoch wichtig, diese Ohnmacht zu akzeptieren und damit aufzuhören, sämtliche Schritte des Kindes kontrollieren zu wollen.

Es geht für Eltern aber auch darum, die entstehende Leere zu bewältigen, wenn sie sich vom Abhängigen stärker abgrenzen. Sie werden dann feststellen, daß sie durch die totale Konzentration auf den Abhängigen die Entfaltung der eigenen Interessen jahrelang vernachlässigt haben. In dem Bemühen, dem süchtigen Kind zu helfen, sind sie selbst in eine schwierige Lage geraten. Kontakte mit Freunden wurden vermieden, um sich peinliche Fragen zum Tabuthema Drogen und unangenehme Situationen zu ersparen. Dabei wären Gespräche mit Freunden gerade in dieser Situation wichtig, um emotionalen Abstand zum Schicksal des Kindes zu bekommen und wieder mehr für sich selbst zu sorgen. Aus dieser Isolation kann der Besuch von Elternkreisen heraushelfen.

2. Unterstützung durch den Elternkreis

Eine große Hilfe sind Selbsthilfegruppen von Eltern drogengefährdeter und drogenabhängiger Jugendlicher, die in jeder größeren Stadt existieren. Die Adressen werden von Drogenberatungsstellen oder der Stadtverwaltung (Jugendamt, Gesundheitsamt) mitgeteilt (siehe Kapitel III, 8, S. 142). Der gegenseitige Erfahrungsaustausch in der Gruppe hilft, Schuldgefühle und Angst abzubauen. Die Anwesenheit von Eltern, die durch konsequentes Verhalten ihre Kinder zu einer Therapie motivieren konnten, ermutigt, gibt Zuversicht und fördert die Bereitschaft zu einer entsprechenden Verhaltensänderung. Das Gespräch mit gleichfalls Betroffenen bietet darüber hinaus die Möglichkeit, die manchmal jahrelange soziale Isolation zu überwinden.

Voraussetzung ist natürlich, die Schwellenangst zu überwinden und bereit zu sein, mit völlig fremden Menschen über private Probleme zu sprechen. Befürchtungen und Zweifel kommen hoch: „Was ist, wenn mir diese Leute unsympathisch sind, wenn sie mich nicht verstehen, vielleicht sogar kritisieren und zum eigentlichen Schuldigen der ganzen Misere erklären. Außerdem kann ich mir doch eigentlich nur selbst helfen. Stemple ich mich da nicht zum Versager, wenn ich fremde Hilfe annehme?"

Diese Schwellenängste sind verständlich, aber unbegründet. In der Regel werden neu hinzukommende Eltern in Selbsthilfegruppen informiert, daß sie sich zunächst aufs Zuhören beschränken können. Niemand wird von ihnen erwarten, daß sie in einem völlig neuen und noch fremden Kreis von Leuten sofort wie aus der Pistole geschossen über ihre Probleme reden. Dazu braucht man erst einmal eine Aufwärmphase, muß sich gegenseitig beschnuppern. Meist tauen Eltern dann recht schnell auf. Sie sitzen auf einem dicken Bündel Kummer und wollen einiges davon loswerden. Die Versicherung anderer Eltern, daß es ihnen genauso ging, wirkt als Verstärker und löst die Hemmungen. Bald fühlen sich die Neuen verstanden und angenommen. Oft fließen Tränen und danach fühlt man sich erleichtert, geteiltes Leid ist halbes Leid. Es entsteht Abstand zum eigenen Problem, und das macht handlungsfähiger.

Im Lauf der nächsten Treffen fängt man an, die Schuldgefühle zu relativieren. Die Gruppe gibt Rückenstärkung für konsequenteres Verhalten. Das Vorbild anderer Eltern, bei denen ein solches Verhalten Erfolge brachte, stützt und gibt Sicherheit auf dem eingeschlagenen Weg. Natürlich kommen immer wieder Rückfälle in das alte, inkonsequente Verhalten vor, auch bei alten, erfahrenen „Hasen", die sonst als Vorbilder für die anderen Gruppenteilnehmer fungieren. Das führt zu einem ziemlich ausgeglichenen Verhältnis in der Gruppe. Jeder gibt Hilfe und ist auch auf die Hilfe der anderen angewiesen.

Es gibt Eltern, denen es auch nach längerer Zeit nicht möglich ist, sich zu öffnen. Widerstände und Schamgefühle sind zu groß. Ninas Eltern gehörten zu dieser Gruppe. Sie blieben nach dem zweiten Treffen weg, das Ganze war ihnen zu peinlich. Der Gruppenrahmen bot für sie nicht genügend Schutz und Sicherheit, um aus sich herauszugehen. In solchen Fällen ist eine Einzelberatung sinnvoller. Eltern sollten sich da nichts aufzwingen und ruhig auf ihre innere Stimme hören.

3. Hilfe in Beratungsstellen

Beratung und Betreuung von Eltern

In größeren Städten gibt es in der Regel eine Beratungsstelle, die sich überwiegend auf Drogenkonsumenten spezialisiert hat. In kleinen Städten und auf dem Land werden sie meist in allgemeinen Suchtberatungsstellen (Alkohol, Medikamente und Drogen) oder psychosozialen Beratungsstellen betreut. Die Beratung ist anonym und kostenlos. Eltern sollten auch darauf bestehen, falls sie nach ihrem Namen gefragt werden. Dies kommt aus Achtlosigkeit in der Hektik des Berufsalltags immer wieder vor. Anonymität und Vertraulichkeit ist ein Grundprinzip aller Beratungsstellen. Meist sind in den Beratungsstellen im Suchtbereich erfahrene Sozialpädagogen, Psychologen, gelegentlich auch Ärzte tätig. Eltern können dort allgemeine Informationen über Drogen und Abhängigkeit bekommen und natürlich Rat und Hilfe für ihr spezielles Problem.

In vielen Fällen geht es zunächst darum, einen bestehenden Verdacht abzuklären. Davon war bereits im Kapitel 1 die Rede. Hat sich dieser Verdacht bestätigt, steht die Frage der weiteren Schritte im Vordergrund. Für eine längerfristige Betreuung ist es wichtig, daß sich Eltern in dem Beratungsgespräch wohlfühlen. Stellt sich dieses Gefühl nach einigen Gesprächen nicht ein, ist es besser, sich eine andere Beratungsmöglichkeit zu suchen. Für den Therapeuten ist das kein Makel. Nicht jeder kann mit jedem. Therapeuten haben in ihrer Ausbildung gelernt, das zu akzeptieren.

Wichtig für Eltern ist es zu wissen, daß eine Kontaktaufnahme und Betreuung durch die Drogenberatung auch dann sinnvoll ist, wenn der betroffene Drogenabhängige selbst dazu noch nicht bereit ist. Durch die veränderten Verhaltensweisen seiner Bezugspersonen kann die weitere Drogenkarriere des Süchtigen entscheidend beeinflußt werden. Der Drogenberater kann also indirekt über die Bezugsperson auch Kontakt zum Drogenabhängigen aufnehmen und auf dessen Suchtverhalten einwirken. Dazu ist jedoch in der Regel eine längere Betreuung der Angehörigen notwendig. Einmalige Informationsgespräche, bei denen Patentrezepte erwünscht werden, können nur wenig ändern. In einem längerfristigen Kontakt kann sich jedoch der Drogenberater ein Bild von der Beziehung des Angehörigen zum Drogenabhängigen machen. Typische Grundmuster dieser Beziehung werden klar. Der Berater kann den Angehörigen Gefühle rückmelden, die möglicherweise auch für die Beziehung zum Drogenabhängigen bedeutsam sind. Die starken Schuldgefühle und Selbstvorwürfe kommen zur Sprache, die Eltern oft handlungsunfähig machen. Durch Rollenwechsel und Identifikation mit dem drogenabhängigen Jugendlichen werden realisierbare Veränderungen erarbeitet. Die Eltern lernen, sich gegen die Forderungen des Kindes abzugrenzen. Sie beginnen, ihre eigenen Interessen wiederaufzunehmen und hören auf, sich total auf den Abhängigen zu konzentrieren.

Dies war bei Stefans Eltern der Fall. Nachdem zunächst die Mutter, dann auch der Vater über einen Zeitraum von vier Monaten hinweg in die Beratung kamen und zusätzlich die Elterngruppe aufsuchten, waren sie in der Lage, den Erpressungsversuchen des Sohnes konsequent entgegenzutreten. Stefan kam in immer stärkere finanzielle Nöte und willigte schließlich ein, zu einem gemeinsamen Gespräch in die Beratungsstelle zu kommen.

Die Abhängigkeit eines Jugendlichen von Drogen führt häufig dazu, daß die Eltern ihrerseits in eine Abhängigkeit vom Schicksal des Kindes geraten. Alle Gespräche drehen sich nur noch um ein Thema, sie beschäftigen sich ausschließlich mit dem Verhalten des Kindes. Statt in eine Kontrollsucht zu verfallen und Freunde und Bekannte mit dem Thema überzustrapazieren, erscheint es sinnvoller, sich in einem Elternkreis oder bei einem Berater den Kummer von der Seele zu reden. Es geht darum, sich abzugrenzen und die Trauer durchzuarbeiten, die mit der Ablösung von dem drogenabhängigen Kind verbunden ist. Dies bedeutet auch, das „leere Nest-Syndrom" zu überwinden, mit neuen Erfahrungen auszufüllen und einen Schritt weiterzugehen im Lebenszyklus. Aktives, liebevoll-konsequentes Verhalten der Eltern ist dabei für ein drogenabhängiges Kind eine wesentlich größere Hilfe als Nachgiebigkeit und Resignation. Eine stichpunktartige Zusammenfassung, wie sich Eltern bei einer Drogenabhängigkeit ihres Kindes verhalten sollen, findet sich in Abbildung 8.

Kontaktaufnahme zum Abhängigen/Gefährdeten

Wie bei Stefan kommt bei vielen Drogenabhängigen der erste Kontakt oft nicht freiwillig zustande. Der Drogenberater wird in der Regel als verlängerter Arm der Eltern, des Lehrers, der Justizbehörden oder sonstiger Autoritäten betrachtet, als ein Vertreter der Instanzen, die seinen Drogenkonsum nicht akzeptieren und auf Veränderung drängen. Dies prägt in solchen Fällen oft den ersten Kontakt. Bei Stefan war sie gekennzeichnet durch provokant zur Schau gestelltes Desinteresse und aggressives Infragestellen des Beraters. Einige Tage später erfolgte noch ein zweites Gespräch mit Stefan alleine. Es war jedoch noch nicht möglich, die starke Abwehr bei ihm zu durchbrechen und eine tragfähige Beziehung aufzubauen. Die nächste Nachricht war ein Brief aus der Untersuchungshaft. Er war kurze Zeit nach dem zweiten Gespräch beim Dealen von der Polizei erwischt worden.

Abb. 8: Hilfe durch Eltern bei Drogenabhängigkeit und Drogengefährdung

1. *Bei Verdacht:* Vorgehen mit Beratungsstelle oder Elternkreis *vorher* durchbesprechen
2. *Erstgespräch:* konkrete Situationen ansprechen,
   Abklärung: Probierer – Abhängiger
   Bei Ableugnung: Vorschlag Urintest und gemeinsames Gespräch in Beratungsstelle
   gewünschte Verhaltensänderung
   (Ziel, Zeitrahmen, Konsequenzen)
3. *Suchtverlängernde „Hilfen"* einstellen, erklären, warum! (Taschengeld, Entschuldigungen, Lebensunterhalt)
4. *Drohungen und Erpressungsversuche* widerstehen und gesetzte Konsequenzen durchhalten *(Elterngruppe „Rückenstärkung")*
5. *Bearbeitung von Schuldgefühlen und Selbstvorwürfen*
6. *Abgrenzung, Wiederaufnahme eigener Interessen und Bewältigung eigener Entwicklungsaufgaben* (reduziert Schuldgefühle des Kindes)
7. *Übergabe der Verantwortung* an Kind statt Kontrollsucht
8. *Akzeptanz der Ohnmacht* ohne Aufgabe der Hoffnung → *langfristige Perspektive*
9. *Anerkennung* für Entzugsversuche und drogenfreie Alternativen

Für den Berater ist es wichtig, sich durch dieses Verhalten nicht provozieren zu lassen. Er muß sich vor Bewertungen jeder Art hüten. Auf keinen Fall darf er in eine bevormundende Vorwurfshaltung geraten. Sonst entsteht meist ein unproduktiver Autoritätskonflikt, der mit einem abrupten Kontaktabbruch endet. Gerade wenn das Gespräch mit dem Drogenabhängigen unter Zwang von irgendeiner Seite zustande gekommen ist, ist sein Ärger nur allzu verständlich, und sein provokantes Verhalten ist eine natürlich nachfühlbare Abwehrreaktion. Der Berater wird deshalb diese Gefühle des Patienten nicht abwiegeln, sondern dafür Verständnis zeigen.

Grundsätzlich planen Drogenberater für einen Erstkontakt sehr viel Zeit ein. Wenn der Drogenabhängige spürt, daß man für seine gesamte Lebenssituation Interesse zeigt, und sich nicht einseitig und wertend an seinem Drogenkonsum festhakt, wächst die Wahrscheinlichkeit, daß eine tragfähige, vertrauensvolle Beziehung entsteht. Selbst dann, wenn der Erstkontakt unfreiwillig war.

Kommt der Drogenabhängige zusammen mit seinen Eltern oder Bezugspersonen, so wie das bei Stefan der Fall war, dann wird sich der Drogenberater entweder mit der ganzen Familie oder mit dem Betroffenen alleine unterhalten. Die Eltern werden dann erst später dazugeholt. Der Drogenberater wird sich in der Regel nicht zuerst mit den Eltern alleine unterhalten und das drogenabhängige Kind sozusagen als „Sündenbock" draußen warten lassen. Eltern sollten in einer solchen Situation nicht insistieren mit Sätzen wie „Wir müssen Ihnen da noch einige wichtige Dinge mitteilen und das würden wir ungern in seiner Gegenwart tun". Damit ist eigentlich das Ende des Kontaktes schon vorprogrammiert, denn eine Vertrauensbasis zum Abhängigen läßt sich dann nur noch sehr schwer herstellen.

Auch während der weiteren Behandlung wird es der Drogenberater vermeiden, im „Nebenschluß" zusätzlich Informationen mit den Eltern auszutauschen. Dies schafft berechtigtes Mißtrauen beim süchtigen Kind und stört die Entwicklung einer vertrauensvollen, offenen therapeutischen Beziehung. Statt am Telefon immer wieder Auskunft haben zu wollen, sollten Eltern nach Rücksprache mit dem betroffenen Kind zu einem gemeinsamen Gespräch in die Beratungsstelle mitkommen. Nur so läßt sich ein vertraulicher Kontakt zum betroffenen Abhängigen aufrechterhalten.

Beratung, Betreuung, Behandlung und Therapie sind Begriffe, die in der Drogenarbeit sehr häufig verwandt werden. Eine *Beratung* ist in der Regel kurzfristig angelegt. Zweck und Ziel ist die Hilfe bei der Lösung konkreter Probleme. Wenn über die aktuelle Problembewältigung hinausgehend ein langfristiger Kontakt entsteht, so wäre wohl dafür der Begriff *Betreuung* am ehesten geeignet. Werden dabei neben aktuellen Problemen auch tieferliegende unbewältigte Konflikte, Fehlentwicklungen und Verhaltensdefizite systematisch bearbeitet, so spricht man von einer *Behandlung, Therapie* oder *psychotherapeutischen Behandlung.*

Ziel der Beratung ist in der Anfangsphase zunächst die Stabilisierung der Gesamtsituation und der Aufbau einer guten, tragfähigen emotionalen Beziehung zum Abhängigen. Dies ist die wichtigste Voraussetzung für alle weiteren Behandlungsschritte. Deshalb gilt für das Erstgespräch der Leitspruch: Das Erstgespräch sollte so geführt werden, daß ein zweites folgt. Wird bei der Frage nach den Problemen nicht spontan von seiten des Ratsuchenden der Drogenkonsum angesprochen, dann wird auch der Berater nicht in direktiver Weise darauf hinarbeiten. Statt dessen wird er versuchen, mit dem Drogenabhängigen die für ihn aktuellen dringenden Lebensprobleme herauszuarbeiten. Wie schätzt er seine eigene Rolle bei der Bewältigung dieser Probleme ein? Wo sieht er seine Stärken, wo seine Schwächen?

Der Berater wird versuchen, die konstruktiven Anteile des Abhängigen bei der Auseinandersetzung mit Problemen wahrzunehmen und in den Vordergrund stellen. Er wird sich zum „Anwalt" dieser positiven Bewältigungsversuche machen und sie verstärken. Diese Haltung bedeutet nicht Schönfärberei und Zweckoptimismus, sondern eine kritische Sichtung des gesamten Verhaltensspektrums. Dabei tauchen in der Regel auch positive Aspekte auf, die vom Berater aufgegriffen werden.

Auf diese Weise hilft er dem Drogenabhängigen, langsam aus seiner Abwehrhaltung herauszutreten. Erst dann spürt der Süchtige genügend Rückhalt, um sich selbst kritischer zu beobachten und zu bewerten. Der Stellenwert des Drogenkonsums beim Umgang mit seinen Problemen kommt dann von selbst zur Sprache. Das Interesse des Süchtigen an sich selbst entsteht nur ganz allmählich, muß von innen, aus seiner eigenen Persönlichkeit kommen. Nur so führt Therapie zur Selbst-Therapie. Dieses Vorgehen erfordert Geduld, auch von den Eltern.

Es bietet sich ja geradezu an, den Abhängigen zu aktivieren und ihm Ratschläge zu geben. Das ist ein gefährliches Spiel: Denn jeder Ratschlag ist auch ein Schlag gegen die Selbstachtung des Süchtigen und verstärkt seine Abhängigkeit. Der Abhängige muß selbst entscheiden, der Berater kann nur ständig und stur zur Selbstbewertung auffordern. Er wird „den Ball zurückwerfen" und fragen: „Was haben *Sie* sich denn dabei vorgestellt, wie könnte Ihrer Meinung nach der weitere Weg aussehen?"

Der Abhängige wird auf Grund seiner Versorgungshaltung ganz instinktiv immer wieder versuchen, die Verantwortlichkeit seinem Gegenüber zuzuspielen: „Helfen Sie mir doch! Sie müssen doch was tun! Sie sind doch der Therapeut!" Abhängig sein bedeutet eben, sich nicht bei sich selbst aufzuhalten, nicht für sich selbst entscheiden, sondern andere entscheiden zu lassen. Der Süchtige verharrt in Unselbständigkeit, ohne sich das eingestehen zu wollen.

Gerade wenn der Therapeut gern Verantwortung trägt und als „guter Therapeut" anerkannt werden will, gerät er in dieser Situation leicht in eine Falle. Sie wird mit dem Begriff „Helfersyndrom" umschrieben. Besonders vom jugendlichen, noch unfertigen Drogenabhängigen geht hier eine Art Sogwirkung aus: „Man muß ihm doch irgendwie helfen, man kann das doch nicht mitansehen!" Es ist oft schwierig für den Therapeuten, unter dem Erwartungsdruck der Angehörigen, die schnelle Veränderungen sehen wollen, nicht in einen ungezielten Aktionismus zu verfallen. Denn der würde den Drogenabhängigen nur weiter entmündigen und in seiner Versorgungshaltung verstärken. Eltern sollten deshalb versuchen, ihren verständlichen Wunsch nach rascher Veränderung im Zaum zu halten. Sie gefährden sonst den Behandlungsprozeß. Hilfe zur Selbsthilfe erfordert Geduld und einen sehr, sehr langen Atem.

Um hier einem Mißverständnis vorzubeugen: Drogenarbeit bedeutet nicht passives Zusehen. Die Aktivität besteht nur aus einem für den Außenstehenden vermeintlich passiv erscheinenden Verhalten. Trotzdem ist es engagiertes Interesse am anderen, höchste Aufmerksamkeit für seine Reaktion und Gefühle und Rückmeldung dieser Eindrücke zum richtigen Zeitpunkt. Dem Abhängigen wird immer wieder der Spiegel vorgehalten. Dies dient dem Aufbau einer realistischen Selbstwahrnehmung und kritischen Selbstbewertung und ist Voraussetzung für weitere Verhaltensänderungen.

4. Schadensbegrenzung und Überlebenshilfe

Bei vielen Drogenabhängigen ist die Motivation zu einer drogenfreien Lebensführung nicht vorhanden. Sie sind aufgrund massiver Abhängigkeitsproblematik und fehlender sozialer und psychischer Ressourcen noch nicht in der Lage, auf Drogenkonsum zu verzichten. Im Vordergrund steht deshalb zunächst nicht die Zielsetzung Drogenfreiheit, sondern die Frage: Wie kann ich den Drogenabhängigen davor bewahren, noch tiefer abzusacken. Ziel ist die Schadensbegrenzung und der Versuch, den Abhängigen zu motivieren, gesundheitliche Risiken zu vermeiden und sich beruflich und sozial zu stabilisieren. Eltern haben dabei eine wichtige Rolle.

Im gesundheitlichen Bereich geht es um die Abklärung und Behandlung von Begleiterkrankungen der Abhängigkeit. Häufig sind Spritzenabszesse und Venenentzündungen. Auch chronische Atemwegserkrankungen (Bronchitis) und hochgradiger Zahnverfall (Karies) kommen gehäuft vor. Durch die drogenbedingte fehlende Schmerzempfindung registriert der Süchtige beginnende Schäden oft viel zu spät. Zur Schadensbegrenzung gehören auch Informationen über die Risiken einer Schwangerschaft und mögliche Schäden für das werdende Kind durch den Rauschmittelkonsum der Mutter. Da bei drogenabhängigen Mädchen oft die Regelblutung aussetzt, empfiehlt es sich, in regelmäßigen Abständen Schwangerschaftstests durchzuführen. Grundsätzlich wird zur Einnahme von Anti-Baby-Pillen geraten. Eltern sollten ihr drogenabhängiges Kind auf all diese Probleme hinweisen und zu regelmäßigen ärztlichen Untersuchungen anhalten. Dadurch können schwere Erkrankungen vermieden oder schon im Frühstadium wirkungsvoll behandelt werden. Dies gilt besonders für die unter Drogenkonsumenten weit verbreiteten Krankheiten Aids und Hepatitis.

Aids und Hepatitis: Vorbeugung und Behandlung

Aids

Die Ansteckungswege bei Aids sind:

1. Die Blut zu Blut-Übertragung, meist durch gemeinsam benutzte Spritzbestecke („needle sharing").
2. Die Übertragung durch ungeschützten Sexualverkehr.

Für Eltern von Drogenkonsumenten bedeutet dies, daß sie im alltäglichen Umgang mit HIV-Positiven bzw. Aids-Kranken kein Ansteckungsrisiko eingehen. Sie dürfen zum Beispiel unbesorgt aus derselben Tasse trinken, sich am gemeinsamen Handtuch die Hände abtrocknen oder sich umarmen und küssen. Für die Prävention der HIV-Infektion und der Krankheit Aids ist die Benutzung steriler Einmalspritzen und der Gebrauch von Kondomen beim sexuellen Verkehr von ausschlaggebender Bedeutung. In diesem Bereich scheint die Prophylaxe zum Teil wirksam zu sein. Viele Drogenabhängige haben die gemeinsame Benutzung von Spritzbestecken aufgegeben und benutzen sterile Einmalspritzen. Die Zahl der Neuinfektionen ist dadurch wesentlich geringer, als zunächst befürchtet wurde. Doch das ist kein Grund zur Entwarnung. Denn im Bereich „Safer Sex" haben sich die Vorbeugungsmaßnahmen noch nicht so gut durchgesetzt. Die Zahl der Neuinfektionen durch sexuelle Kontakte steigt nach Angaben des Robert Koch-Institutes vom Dezember 1996 weiterhin langsam an. Immer noch bekommt man von Drogenkonsumenten Antworten wie:

„Warum denn Safer Sex? Ich bin doch nicht schwul!" Oder: „Ich bin ja HIV-negativ, und die Mädchen, mit denen ich schlafe, die haben das sicher nicht."

Safer Sex heißt nicht, auf Nähe, Partnerschaft und Sexualität zu verzichten. Die Frage nach Aids, Kondombenutzung und HIV-Test ist kein Mißtrauensbeweis, sondern faires, realitätsbezogenes Verhalten. Gerade bei neuen Kontakten scheut man sich oft, die Frage nach dem Kondom zu stellen und läßt sich so auf ein lebensgefährliches Spiel ein. Sicher ist es problematisch, in die Romantik einer sich anbahnenden Beziehung mit der Frage nach dem HIV-Test und der Benutzung von Kondomen einzubrechen. Langfristig jedoch ist es gerade zum Erhalt der Romantik notwendig, dieses Thema möglichst frühzeitig zu thematisieren. Sonst hängt ständig eine belastende Unsicherheit über der Beziehung oder es gibt möglicherweise ein böses Erwachen, wenn man feststellt, daß man vom Partner infiziert wurde.

In Anbetracht der Risiken ist es besser, statt eines „Augen zu und wird schon gutgehen" zur neuen Bekanntschaft zu sagen: „Du, wir sollten da noch über etwas reden, bevor wir miteinander ins Bett gehen." Die Erfahrungen zeigen, daß es möglich ist, dieses Thema anzusprechen und trotzdem die Romantik der Beziehung zu erhalten.

Für die Prävention ist es wichtig, nicht nur das Wissen über „Safer Sex" und die Handhabung von Kondomen zu vermitteln. Diese Informationen sind sehr wichtig. Aber Wissen allein genügt noch nicht. Der Umsetzung der Informationen in Handlung stehen eine Reihe von Hindernissen entgegen. Dies zeigt auch eine Untersuchung, die 1996 in der Zeitschrift „drogen-report" veröffentlicht wurde. Bei einer Befragung von Jugendlichen, die über „Safer Sex" informiert waren, wurden unter anderem als Gründe für die Nichtanwendung von Kondomen genannt:

- Sex mit einer neuen Partnerin
- der erste sexuelle Kontakt überhaupt
- nicht rechtzeitig vor dem sexuellen Kontakt thematisiert
- der Kauf von Kondomen wird als peinlich empfunden

Safer Sex sollte also nicht erst bei HIV und Kondombenutzung, sondern bei Sexualität im allgemeinen und den damit verbundenen Ängsten, Unsicherheiten und Tabus ansetzen.

Für die Aidsprävention, in der Eltern und Erzieher eine wichtige Rolle spielen, ist es wichtig, neben der Wissensvermittlung über Infektionsverhütung Jugendlichen dabei zu helfen, einen selbstverständlicheren Umgang mit dem Thema Aids und Sexualität zu entwickeln. Auf diese Weise können sie lernen, Tabus und Hemmschwellen zu überwinden und einen individuellen Weg zu finden, das Thema bei neuen Intimpartnern rechtzeitig anzusprechen. Aids und Sexualität scheint jedoch in vielen Familien noch ein Tabuthema zu sein. Eine Befragung von Rekruten der Bundeswehr, veröffentlicht 1996 im Deutschen Ärzteblatt, ergab, daß nur ein Drittel der Eltern ihre Söhne zu dieser Thematik aufklärt.

HIV-Antikörper-Test

Wenn drogenkonsumierende Jugendliche, die bisher nicht aufgepaßt haben (d.h. gemeinsame Benutzung von Spritzbestekken oder ungeschützter Sexualverkehr) eine feste Beziehung aufbauen und auf Kondome verzichten wollen, kann ihnen nur ein HIV-Test die nötige Sicherheit geben, ob dies ohne Ansteckungsgefahr möglich ist. Der häufig irrtümlich als „Aids-Test" bezeichnete Test weist nicht Aids als Krankheit nach, sondern die nach einer stattgefundenen Infektion gebildeten Antikörper. Das heißt zunächst einmal, daß jemand sich mit dem HI-Virus angesteckt hat und Virusträger ist, aber nicht aidskrank ist. Da der menschliche Organismus bis zu 3 Monaten braucht, um Antikörper zu bilden, ist ein negativer Test (d.h. keine Ansteckung) erst dann sicher aussagefähig, wenn mindestens 3 Monate nach dem letzten Risikoverhalten vergangen sind. Es ist wichtig, sich das klar zu machen, um unbeabsichtigte Ansteckungen zu vermeiden.

Da ein positiver Test häufig zu schweren depressiven Krisen und unvorhersehbaren Kurzschlußreaktionen führen kann, sollte man vorher mit einer Beratungsstelle Kontakt aufnehmen. Dabei sollten die möglichen Konsequenzen eines HIV-positiven Testes thematisiert werden. Ein drogenabhängiges

Mädchen, das von uns betreut wurde, berichtet über ihre Reaktion auf die Nachricht, sich angesteckt zu haben und HIV-positiv zu sein:

„Erst war ich wie betäubt. Ich funktionierte weiter, ganz mechanisch, als sei nichts geschehen. Irgendwann, so nach ein paar Stunden, brach es dann aus mir heraus. Es war eine Mischung aus Angst, Panik und Verzweiflung. Ich wollte es einfach nicht glauben. Warum mußte es gerade mich erwischen, fragte ich mich immer wieder. Oft begann es dann in mir zu kochen, ich bekam richtige Wutanfälle. Dann wieder wurde ich ganz gleichgültig und apathisch. Das Wichtigste für mich war damals, daß ich mir meinen Kummer und meine Ängste von der Seele reden konnte. Daß da jemand saß, der mir zuhörte und mich verstand."

Meist dauert es einige Zeit, bis man sich die Unwiederbringlichkeit des alten Zustands eingestehen kann und die Endgültigkeit einer lebensbedrohlichen Krankheit hinnimmt. Gewöhnlich kann man erst dann wieder aktiv an das Problem herangehen und sich fragen: Was kann ich gegen diese Krankheit tun?

Durch die Therapiefortschritte der letzten Jahre haben sich die medikamentösen Behandlungsmöglichkeiten erheblich verbessert. Zwar ist nach wie vor noch keine Heilung der Krankheit Aids möglich, aber bei früh einsetzender medikamentöser Behandlung kann eine deutliche Lebensverlängerung erwartet werden und der Übergang von der HI-Virusinfektion zur Krankheit Aids aufgehalten werden. Eine weitere Möglichkeit, seine Überlebenschance zu erhöhen, besteht darin, durch eine gesunde Lebensweise seine Abwehrkräfte zu stärken und den Drogenkonsum einzuschränken und aufzugeben, da er die Abwehrkräfte schwächt. Die bestehenden stationären Entzugs- und Entwöhnungseinrichtungen nehmen HIV-positive Drogenabhängige auf. Es gibt auch mehrere Therapiezentren, die HIV-positive Mütter oder Elternpaare zusammen mit ihren HIV-positiven Kindern aufnehmen. Für Drogenabhängige mit einer Aidserkrankung gibt es auf Grund der wesentlich intensiveren medizinischen Betreuung spezielle Einrichtungen und Wohngemeinschaften.

Hepatitis

Das Thema Aids ist in der Öffentlichkeit immer noch vorherrschend, wenn es um ansteckende Krankheiten geht. Kaum jemand macht sich klar, daß die Hepatitis B und die erst seit einigen Jahren nachweisbare Hepatitis C unter Drogenabhängigen wesentlich weiter verbreitet sind. Beide Formen der Hepatitis sind ebenfalls schwere und in einem Teil der Fälle chronisch verlaufende Infektionskrankheiten mit oft tödlichem Ausgang.

Die Ansteckungswege bei Hepatitis sind die gleichen wie bei Aids:

1. Blut zu Blut-Übertragung, meist durch gemeinsam benutzte Spritzbestecke („needle sharing").
2. Übertragung durch ungeschützten Sexualverkehr.

Dabei wird die Hepatitis C, die unter Drogenabhängigen ebenso wie die Hepatitis B weit verbreitet ist, überwiegend auf dem Blutweg übertragen. Der Ansteckungsweg über ungeschützten Sexualverkehr scheint bei der Hepatitis C im Gegensatz zur Hepatitis B seltener zu sein. Die Früherkennung der Hepatitis C wird dadurch erschwert, daß sie (im Gegensatz zur Hepatitis B) in 80–90% der Fälle zunächst ohne körperliche Beschwerden und ohne Gelbsucht verläuft. Bei 40–50% der Fälle geht sie dann jedoch nach mehreren Jahren in eine schwere chronische Lebererkrankung über. Weitere 20% entwickeln nach bisherigen Erkenntnissen eine noch schwerere Erkrankung, nämlich ein Leberzellkarzinom. Die Behandlung der Hepatitis C und B geschieht mit dem Medikament Interferon. Ein Teil der Patienten spricht jedoch auf diese Therapie nicht oder nur ungenügend an. Wichtig ist ein frühzeitiger Behandlungsbeginn. Diese Befunde unterstreichen noch einmal den hohen Stellenwert der Prävention: Früherkennung durch regelmäßige Blutbildkontrollen, Benutzung steriler Einmalspritzen und Gebrauch von Kondomen.

Auch die Hepatitis B geht in 30–40% der Fälle in eine chronische Verlaufsform über. Aber: Gegen die Hepatitis B gibt es eine Schutzimpfung, die die Erkrankung und den Übergang in eine schwere Verlaufsform verhindert. Sie ist gut verträglich und sicher wirksam. Leider wird von der Impfung bisher noch viel zu wenig Gebrauch gemacht. Dabei könnte dadurch bei Personen mit Risikoverhalten, das sind Drogenabhängige, Drogengefährdete und Jugendliche mit wechselndem und ungeschütztem Sexualverkehr möglicherweise eine schwere, langwierige und oft lebensbedrohliche Erkrankung verhindert werden. Eltern sollten deshalb bei ihrem drogengefährdeten oder abhängigen Kind unbedingt auf eine Hepatitis-Impfung dringen.

Vermeidbare Todesfälle

Ein ganz wichtiger Teil der Vorbeugung ist die Aufklärung über vermeidbare, tödliche Drogenzwischenfälle. Da die Wirkung der Drogen nach längerer Einnahme nachläßt, werden immer höhere Dosierungen notwendig, um den gleichen Effekt zu erzielen. Der Drogenabhängige braucht also immer mehr Stoff. Ein Effekt, der in der pharmakologischen Fachsprache Toleranzentwicklung genannt wird. Davon war bereits die Rede. Für noch unerfahrene Fixer kann die Toleranzentwicklung sehr gefährliche Folgen haben. Wenn sie nach einer Abstinenzphase wieder rückfällig werden und sich beim ersten erneuten „Schuß" die von früher her gewohnte Dosis fixen, kann dies mit einer tödlichen Atemlähmung enden. Der Grund: Der Körper ist nicht mehr an die Droge gewöhnt, es besteht keine Toleranz mehr, sie entwickelt sich erst nach längerem Konsum. Um einen unfreiwilligen „goldenen Schuß" zu vermeiden, sollte man bei einem Rückfall zunächst mit einer ganz kleinen Dosis beginnen und nach einer Pause den Rest langsam spritzen. Es ist wichtig und kann mitunter lebensrettend sein, diesen gefährlichen Sachverhalt Fixern immer wieder einzuschärfen. Wir versuchen sie auch dazu zu motivieren, diese Informationen an andere Drogenabhängige auf der Drogenszene weiterzugeben, die bisher noch nicht in die Drogenberatung kommen.

Unter den unbeabsichtigten tödlichen Zwischenfällen ist das Unwissen oder Vergessen der Toleranzentwicklung bei Rückfällen sicherlich eine der häufigsten Ursachen. Ein weiterer Grund ist die oft sehr unterschiedliche Konzentration des Heroins in dem Stoff, der auf der Drogenszene angeboten wird. In der Regel wird das zum Verkauf angebotene Heroin mit Milchpulver und anderen Substanzen gestreckt, um mehr Profit herauszuholen. Kommt dann durch Zufall und ohne entsprechende Hinweise von einem anderen Dealer ganz reines Heroin auf die Drogenszene, so kann das Fixen der gewohnten Menge mit einer tödlichen Überdosierung enden. Fixer können einem solchen Ende ebenfalls durch Vorspritzen einer kleinen Heroindosis vorbeugen.

Gefährlich kann es auch bei Mehrfachkonsum werden. Insbesondere, wenn barbiturathaltige Schlafmittel wie Medinox oder Vesparax zusätzlich gefixt werden. Davon war bereits im Kapitel 1 die Rede. Ein weiterer Grund für tödliche Zwischenfälle sind allergische Schocks, im Drogenjargon als „Shakes“ bezeichnet. Sie sind durch Zittern, Frösteln, Übelkeit und Hautausschlag gekennzeichnet. Oft werden sie ausgelöst durch die Substanzen, mit denen das Heroin gestreckt wird. Auch hier können tödliche Zwischenfälle eingeschränkt werden, wenn man erst eine kleine Menge des Stoffes vorspritzt und etwas wartet. Dies läuft natürlich der Fixerpraxis zuwider. Sie sind ja gierig danach, möglichst sofort einen ausgiebigen „Flash“, „Kick“ oder „Hit“ zu erreichen.

Wenn man Abhängigen helfen will, von der Sucht loszukommen, sträubt man sich zunächst innerlich dagegen, ihnen Gebrauchsanweisungen zu sorgfältigem Spritzen zu geben. Möglicherweise können dadurch jedoch unnötige Todesfälle verhindert werden. Außerdem sind solche Maßnahmen zur Schadensbegrenzung für den Abhängigen erste Anstöße, wieder sorgsamer und verantwortlicher mit seinem eigenen Körper umzugehen. Er kann so in kleinen Schritten die Fähigkeit zur Selbstkontrolle aufbauen – eine wichtige Voraussetzung zur Überwindung seiner Sucht.

Im beruflichen und sozialen Bereich geht es um Schuldenberatung und Klärung juristischer Probleme. Dazu kommt die Unterstützung bei der Suche nach Arbeit, der langsame Aufbau einer beruflichen Perspektive und die Nutzung entsprechender berufsfördernder Hilfen. Ein weiterer Bereich ist die Wohnraumbeschaffung unter Einschaltung entsprechender Hilfsdienste und die Unterstützung beim Aufbau neuer Beziehungen außerhalb der Drogenszene.

Schadensbegrenzung soll die Person festigen, nicht jedoch die Sucht unterstützen. Neben dem Schutz vor weiterem Abstieg geht es darum, gemeinsam mit dem Abhängigen in kleinen Schritten eine Lebensperspektive aufzubauen, in der Drogen nicht mehr notwendig sind. Die Grenzen der Stabilisierung markieren sich dort, wo Hilfe zur Suchtverlängerung führt und bestehende passive Versorgungsstrukturen noch verstärkt werden. Auch bei kleinsten Schritten bleibt die „Hilfe zur Selbsthilfe" und damit die aktive Mitarbeit des Abhängigen Grundprinzip der Zusammenarbeit.

Substitutionsbehandlung mit Methadon/Polamidon

Bei der Abwägung zwischen Schadensbegrenzung und Suchtverlängerung stellt sich auch die Frage der Substitution mit Polamidon/Methadon, d.h. der Abgabe von Ersatzdrogen im Rahmen einer psychosozialen Betreuung. Polamidon/Methadon gehört wie das ebenfalls in der Substitution eingesetzte Codein zur Gruppe der Opiate. Davon war bereits in Kapitel 1 die Rede. Polamidon/Methadon untersteht als starkes Rauschmittel der Betäubungsmittelverordnung. In Suchtpotential und Wirkung ist Polamidon/Methadon dem Heroin vergleichbar. Es ist jedoch stärker dämpfend und weniger euphorisierend als Heroin. Der Entzug wird von Abhängigen als unangenehmer und langwieriger als der Heroin-Entzug geschildert. Das gilt auch für den Codein-Entzug. Im Gegensatz zu Heroin kann Polamidon/Methadon als Saft verabreicht werden und hat eine wesentlich längere Wirkungsdauer (ca. 24 Stunden) als Heroin und Codein. Der Abhängige braucht Polamidon/Methadon deshalb nur einmal am Tag einzunehmen und kann das gefährliche Spritzen der Droge vermeiden.

Durch die tägliche kontrollierte Abgabe des Saftes an Heroinabhängige werden Entzugserscheinungen verhindert und der Hunger auf Opiate, insbesondere Heroin, herabgesetzt. Der Abhängige wird dadurch vom Beschaffungsdruck befreit, kann sich von der Drogenszene distanzieren und die freiwerdende Zeit zur beruflichen und sozialen Stabilisierung nutzen. Daran sollte sich dann eine Entzugs- und Entwöhnungsbehandlung anschließen mit dem Ziel der Drogenfreiheit, d.h. ein selbstbestimmtes Leben ohne Drogen zu führen. Dieser ideale Verlauf trifft jedoch nur für einen Teil der Heroinabhängigen zu.

Die Praxis zeigt, daß viele Suchtkranke weiterhin andere Drogen, z.B. Heroin, Kokain und Aufputschmittel, Beruhigungs- und Schlafmittel sowie Alkohol einnehmen. Sie geben den Kontakt zur Drogenszene nicht auf. Substitutionsprogramme müssen deshalb klare Zielvorgaben und Regeln haben und durch entsprechende Betreuung und Sanktionen absichern. Sonst führt die Abgabe von Ersatzdrogen zu keiner Schadensbegrenzung, sondern verlängert nur die Sucht.

Selbst wenn Polamidon/Methadon genau nach Vorschrift des Arztes eingenommen wird, so darf man dabei nicht vergessen, daß es ein starkes Betäubungsmittel mit einer Reihe schwerwiegender Nebenwirkungen ist. Neben der Entwicklung einer starken Abhängigkeit mit unangenehmen Entzugserscheinungen kommt es nach längerer Einnahme u.a. häufig zu Schlafstörungen, Depressionen und einem starken Antriebs- und Interesseverlust. Die Kombination mit anderen Drogen, insbesondere Alkohol, kann zu gefährlichen Vergiftungen führen. Sie ist eine der häufigsten Todesursachen in Substitutionsprogrammen. Grundsätzlich herrscht bei Befürwortern und Gegnern von Polamidon/Methadonprogrammen Einigkeit darüber, daß man Abhängige zunächst einmal motivieren sollte, den Drogenkonsum aufzugeben. Auf keinen Fall sollten Abhängige substituiert werden, die bisher noch keine ernsthaften Entzugs- und Entwöhnungsbehandlungen gemacht haben oder sich erst im Anfangsstadium einer Opiatabhängigkeit befinden. Für langjährige Abhängige mit vielen fehlgeschlagenen Therapieversuchen dagegen kann Polamidon/Methadon eine Überlebenshilfe sein und zur Entkriminalisierung und Stabilisierung beitragen.

5. Entzugsbehandlung

Entscheidungshilfe zum Entzug

Eltern drängen verständlicherweise auf schnelle, wirksame Maßnahmen. Doch der Schritt von der kritischen Selbstwahrnehmung zum Entzug braucht Zeit und Vorbereitung. Ein überhasteter Entzug endet oft mit einem Abbruch und verstärkt beim Abhängigen das Versagergefühl und die Überzeugung, es doch nie zu schaffen. Schon die „Selbsterkenntnis als der erste Schritt zur Änderung“ ist ein langsamer Prozeß. Dabei müssen dem Drogenabhängigen eingeschliffene Verleugnungsmechanismen bewußt und die dabei verdrängten Gefühle klar werden. Er muß die Ohnmacht gegenüber der Droge spüren und erkennen, daß er keine Kontrolle über sie hat, sondern sein Leben total von ihr bestimmt wird. Erst wenn er sich nicht mehr darüber hinwegtäuscht, daß der für sein Selbstbild so wichtige freie und ungebundene Lebensstil nicht mehr existiert, setzt eine Entwicklung ein, in der Wollen und Können, Wunsch und Wirklichkeit nicht, wie gewohnt, meilenweit auseinanderklaffen.

Die ist die Voraussetzung für eine Ent-*Scheidung*, einen Trennungsstrich zu ziehen und innerlich Abschied zu nehmen von der Drogenwelt mit ihren Illusionen und grandiosen Erwartungen. Viele Abhängige bleiben jedoch an diesem Punkt stehen, fallen wieder in einen ambivalenten Schwebezustand zurück. „Ich könnte sofort aufhören, wenn ich wollte“, reden sie sich ein und vermeiden weitere Schritte mit vagen Vorsätzen wie „irgendwann in nächster Zeit werde ich ganz sicher ...“ Wie kann man den Abhängigen in dieser ambivalenten Situation darin bestärken, sich für den Weg aus der Sucht zu entscheiden? Eine Möglichkeit besteht darin, zusammen mit ihm immer wieder beide Wege, den Weg in die chronische Abhängigkeit und den Weg aus der Abhängigkeit durchzuspielen. Ziel dabei ist nicht nur, die negativen Konsequenzen weiteren Drogenkonsums, sondern vor allem die für ihn positiven Folgen eines Entzugs stärker im Bewußtsein zu verankern. Mit der Frage: „Was passiert, wenn ich jetzt anschließend meine Droge nehme?“ soll sich der Abhängige die ganze Sequenz der Ereignisse so plastisch wie möglich vergegenwärtigen. Er soll dabei versuchen, sich mit der entsprechenden Situation morgen, übermorgen oder in einer Woche so zu identifizieren, als erlebe er sie gerade im Augenblick. Eine Hilfe dabei ist, in der Gegenwart über seine Gedanken, Gefühle und Verhaltensweisen zu erzählen, also nicht, „ich werde etwas tun“, sondern „ich tue es“. Dadurch dringen die zukünftigen Konsequenzen stärker ins Bewußtsein.

Mit der Frage: „Was passiert, wenn ich ab sofort beginne, schrittweise zu reduzieren und aufzuhören?“ werden dann in ähnlicher Weise die Konsequenzen eines Entzuges durchgespielt. Die Vergegenwärtigung kann dem Abhängigen dabei helfen, globale Ausweglosigkeit, Ohnmacht und diffuse Ängste in konkrete Gefühle und Befürchtungen umzuwandeln, denen er sich eher gewachsen fühlt. Mit „Probehandeln in der Phantasie“ kann der Abhängige seinen Handlungsspielraum erweitern und in der Phantasie erleben, was in der Realität zu bedrohlich für ihn ist. Er kann in der Vorstellung Hürden überwinden, die ihm in der Realität noch zu große Schwierigkeiten bereiten.

Die Entscheidung für den Weg aus der Abhängigkeit nimmt so langsam Gestalt an. Die dazu notwendigen Schritte, der Drogenentzug, die Entwöhnungsbehandlung und Wiedereingliederung, werden realitätsnäher und machbarer. Am Horizont tauchen Ziele auf, für die es sich lohnt, mit Drogen aufzuhören (siehe Abb. 9). Dazu gehört das Gefühl der Freiheit von der Droge und der Unabhängigkeit vom Dealer. Man hat end-

Abb. 9: Entscheidungshilfe: Vergegenwärtigung der Konsequenzen von weiterem Drogenkonsum bzw. Entzug

	Sofort	Morgen	Mittel- bis langfristige Konsequenzen
Was wird passieren, wenn Sie sich den nächsten Schuß setzen bzw. Ihre Droge einnehmen? (Medikamente, Alkohol?)	Entzugserscheinungen weg: euphorisches Gefühl; Betäubung und Abspaltung der Schuld- und Schamgefühle („schlechtes Gewissen“) und der Zukunftsangst; dafür aber je nach Menge DM 50,– bis DM 100,– ärmer; Gefahr, erwischt zu werden und im Knast zu landen	Kater, Entzugserscheinungen, Schuld- und Schamgefühle verstärkt; Selbstvorwürfe; Versagergefühl, wieder die tägliche Jagd nach dem neuen Stoff	Zunahme der Schulden; Zunahme der Vorwürfe von Bezugspersonen; Zunahme der Selbstvorwürfe und Zukunftsängste; Belastung der Gesundheit (Leber, Zähne, Abszesse der Haut – Aussehen und Attraktivität!); Probleme am Arbeitsplatz
Was wird passieren, wenn Sie ab sofort beginnen, schrittweise zu reduzieren und aufzuhören?	Je nach Reduktionsmenge leichte bis schwere Entzugserscheinungen; dafür keine Schuld- und Schamgefühle (statt schlechtem Gewissen „ich tu was für mich“); kein neuer Geldverlust; keine Gefahr, von der Polizei erwischt zu werden	Entzugserscheinungen verstärkt und starker Drang zur erneuten Einnahme; dafür gutes Gefühl über sich selbst, verstärkt durch die Bezugspersonen; keine Jagd nach neuem Stoff; Unabhängigkeit vom Dealer	Nach drei Tagen Abnahme, nach 7 bis 10 Tagen Aufhören der körperlichen Entzugserscheinungen, aber weiterhin psychische Entzugserscheinungen; Zunahme des Selbstwertgefühls (ich hab’s geschafft!): Anerkennung von Eltern und drogenfreien Freunden; langsame Stabilisierung der finanziellen Situation; neue berufliche Pläne; Besserung von Gesundheit und Attraktivität

lich wieder Zeit für andere Dinge, kann zum Beispiel wieder Reisen machen und braucht sich nicht permanent um den Drogennachschub zu kümmern. Das gute Gefühl, es geschafft zu haben, wird verstärkt durch die Anerkennung der Eltern und drogenfreier Freunde. Die finanzielle Situation verbessert sich ebenso wie die körperliche Kondition und das Aussehen. Sich diese positiven Folgen zu vergegenwärtigen kann dabei helfen, das Entscheidungspendel langsam im Richtung Entzug ausschlagen zu lassen.

Abbau der Erwartungsängste

Abhängige haben große Erwartungsängste, zum Teil Horrorvorstellungen vor einem Entzug. Um sie zu reduzieren, ist es wichtig, den Verlauf des Entzugs vorher ausführlich zu besprechen. Dabei wird thematisiert, wie die verschiedenen Entzugsbeschwerden entstehen, daß sie vorübergehender Natur sind und sich die überschießenden körperlichen Reaktionen in relativ kurzer Zeit wieder im Normalbereich einpendeln. Es ist wichtig, Abhängigen klarzumachen, daß der Entzug ein Gesundungsprozeß ist. Die Entzugserscheinungen nehmen zwar zunächst zu. Bei Heroin z.B. erreichen sie zwischen dem 2. und 4. Tag ihren Höhepunkt. Aber dann werden sie Tag für Tag etwas leichter bis zur völligen Normalisierung. Die Vision des absehbaren und positiven Endes kann für das Durchhaltevermögen von entscheidender Bedeutung werden.

Solche Informationen tragen dazu bei, daß Panik und Kurzschlußreaktionen während des Entzugs seltener auftreten. Untersuchungen mit Kontrollgruppen zeigen, daß in der Gruppe mit entsprechender Vorinformation signifikant weniger Abhängige den Entzug abbrechen. Auch Eltern können dazu beitragen, die überall kursierenden Horrorvorstellungen über den Entzug durch sachliche Informationen abzubauen. Die Angst vor dem Entzug wird gesteigert durch stark übertriebene Erzählungen von Therapieabbrechern und reißerische Darstellungen in Filmen. Diese Erwartungsangst zu überwinden ist für Abhängige oft ein größeres Problem als der körperliche

Entzug selbst. Aus Untersuchungen geht hervor, daß etwa zwei Drittel der Abhängigen ihren tatsächlichen Entzug weit weniger schlimm als erwartet beurteilen.

Entzugserscheinungen sind durch das plötzliche Überschießen körperlicher Funktionen mitbedingt, die durch die Drogenwirkung über lange Zeit blockiert wurden. Diese Erscheinung wird als sogenanntes „Rebound (= Rückstoß)-Phänomen" bezeichnet. So ist z.B. unter der Wirkung von Opiaten die Darmfunktion stark gehemmt und führt beim Abhängigen zu chronischer Verstopfung. Im Entzug fällt diese Blockierung weg, und es kommt zu Durchfällen. Ein anderes Beispiel: Beruhigungs- und Schlafmittel, auch Opiate unterdrücken die „Rem-Schlafphasen". Sie sind durch oberflächlichen Schlaf, starke Traumaktivität und rasche Augenbewegungen gekennzeichnet. Ihr überschießendes Auftreten („Rem-Rebound") im Entzug trägt wesentlich zu den quälenden Schlafstörungen bei, einer häufigen Ursache für einen Abbruch des Entzugs. Wie bereits erwähnt, sind all diese lästigen überschießenden Reaktionen natürliche körperliche Gesundungsvorgänge und führen zu einer Art „Wiedereinpendeln" im Normbereich.

Die Entzugserscheinungen zeigen in ihrer Stärke eine große individuelle Schwankungsbreite. Sie ist natürlich nicht nur abhängig von der Frage der gründlichen Vorinformation. Eine große Rolle spielt dabei die Höhe und Zeitdauer des vorhergehenden Drogenkonsums. Der Entzug wird leichter, wenn der Abhängige in der Lage ist, sich schon vorher etwas herunterzudosieren. Eine ganz wesentliche Rolle spielen auch die Umstände des Entzugs. Er verläuft wesentlich weniger dramatisch, wenn in der stationären Entzugsklinik eine aktive Tagesstruktur mit Beschäftigungs- und Ablenkungsmöglichkeiten und die Möglichkeit zu Einzel- und Gruppengesprächen gegeben ist.

Die körperlichen und psychischen Entzugserscheinungen variieren auch je nach Art der konsumierten Droge. Diese Unterschiede wurden bereits in der Drogenübersicht dargestellt. In diesem Zusammenhang sei noch einmal betont, daß die gefährlichsten Komplikationen wie Krampfanfälle oder Delirien vor allem beim abrupten Entzug von Schlafmitteln (Barbituraten wie z.B. Medinox), Beruhigungsmitteln (Rohypnol, Valium usw.) und Alkohol auftreten. Der Entzug dieser legalen Drogen ist also schwieriger und komplizierter als der Entzug von illegalen Drogen. Wie Umfragen zeigen, ist die Meinung dazu in großen Teilen der Bevölkerung genau entgegengesetzt.

Harter oder weicher Entzug

Eine weitere Frage, die vor Antritt des Entzugs ausführlich diskutiert werden sollte, ist die Entscheidung zu einem sogenannten „harten" oder einem „weichen" klinischen Entzug. Ein Teil der Entzugskliniken bietet beide Möglichkeiten an, der Rest nur den harten Entzug. Die langsame Reduktion des Suchtmittels über einen Zeitraum von ca. 2–4 Wochen wird als sogenannter „weicher" Entzug bezeichnet. Bei einer Abhängigkeit von Schlaf- oder Beruhigungsmitteln ist der „weiche" Entzug die Methode der Wahl, da es bei einem abrupten Entzug dieser Mittel zu plötzlichen Krampfanfällen kommen kann. Auch andere unangenehme und möglicherweise heftig auftretende Entzugserscheinungen können dadurch vermieden werden. Der Abhängige hätte dadurch die Möglichkeit, vom ersten Tag an aktiv am Therapieprogramm teilzunehmen. Gerade bei Abhängigen mit einer panischen Angst vor einem Entzug kann durch den „weichen" Entzug die hohe Angstschwelle erheblich reduziert werden und dadurch möglicherweise der erste Schritt für den Weg aus der Sucht erleichtert werden. Der „weiche" Entzug ist bei schwangeren Opiatabhängigen im ersten und zweiten Drittel der Schwangerschaft die Methode der Wahl. Im letzten Drittel sollten Schwangere nicht entzogen, sondern auf eine Opiat-Erhaltungsdosis eingestellt werden. Der Entzug von Mutter und Kind wird erst nach der Geburt durchgeführt.

Der Nachteil des „weichen" Entzugs ist, daß er wesentlich länger (3–4 Wochen) als der „harte" Entzug dauert. Es kommt oft zu erheblichen Problemen, wenn der Süchtige sich langsam der Nullgrenze nähert und nun nichts mehr bekommen soll.

Oft ist dann nach 2–3 Wochen in diesem Stadium die anfängliche Motivation geschwunden, die den Abhängigen dazu veranlaßte, überhaupt einen Entzug zu beginnen. Die Probleme draußen sind in weite Ferne gerückt. Oft wird versucht, die endgültige Reduktion auf Null durch ständiges Feilschen weiter hinauszuschieben. Gelingt dies nicht, so wird der Entzug nicht selten erfolglos abgebrochen.

Im Gegensatz zum „weichen" Entzug wird beim „harten" Entzug von Anfang an ein eindeutiges Signal gesetzt. Es geht um die klare Entscheidung für ein drogenfreies Leben, das mit dem ersten Tag des körperlichen Entzugs beginnt. Es gibt kein Feilschen darum, den Zeitpunkt der Drogenfreiheit noch hinauszuschieben. Der größte Vorteil des harten Entzugs liegt darin, daß er wesentlich kürzer als der weiche Entzug ist und nach ca. 7–10 Tagen abgeklungen ist. Beim „harten" Entzug wird die starke Ambivalenz des Abhängigen, der ja immer „mit der einen Hand fixen und mit der anderen entziehen" will, durch eine eindeutige Entscheidung verringert. Er ist nicht als Schikane gedacht. Er kann das Selbstbewußtsein des Drogenabhängigen erheblich verstärken: Er hat es aus eigener Kraft und ohne die Hilfe von Medikamenten geschafft, drogenfrei zu werden. Es ist wichtig, diese Punkte mit dem Klienten vor dem Entzug eingehend zu besprechen.

Selbstentzüge

Selbstentzüge ohne therapeutische Begleitung zu Hause sind im Leben eines Drogenabhängigen ein relativ häufiges Ereignis. Meist sind sie auf eine Versorgungslücke zurückzuführen. Oft spielen dabei auch plötzliche Impulse des Drogenabhängigen eine Rolle, den Zwang und die Monotonie der Abhängigkeit zu durchbrechen. Gerade Berufstätige, die ihren Drogenkonsum verheimlichen, entziehen häufig zu Hause. Sie wollen dadurch vermeiden, daß Berufskollegen oder Freunde erfahren, daß sie auf einer Entzugsstation behandelt werden.

Die Wahrscheinlichkeit, einen Selbstentzug erfolgreich abzuschließen, nimmt zu, wenn eine Bezugsperson zur Verfügung steht, die den Abhängigen nach außen abschirmt und ihm in kritischen Situationen zur Seite steht. Grundsätzlich sollte man einen Selbstentzug nie abrupt durchführen, sondern sich langsam in kleinen Schritten herunterdosieren. Die vorherige Absprache mit einem Arzt oder Berater wird dringend empfohlen.

„Therapie sofort" ist meist Wunschdenken

Die gesamte Drogenarbeit wäre wesentlich erfolgreicher, wenn nach der Entscheidung des Abhängigen zu einer stationären Therapie auch die Möglichkeit auf einen unmittelbaren oder zumindest kurzfristigen Beginn bestehen würde, also „Therapie sofort". Therapie meint in diesem Zusammenhang den stationären körperlichen Entzug in der Klinik und daran nahtlos anschließend die stationäre Entwöhnungsbehandlung in einem Therapiezentrum. „Therapie sofort" ist jedoch, von einigen Ausnahmen abgesehen, in der Bundesrepublik bisher Wunschdenken. Das Genehmigungsverfahren schleppt sich hin, der Süchtige verliert dabei oft die Motivation. Auf Grund der begrenzten Bettenkapazität sind die Wartezeiten besonders für stationäre Entwöhnungsbehandlungen, oft aber auch für körperliche Entzugsbehandlungen zu lange. Dazu kommt noch ein umständliches und zum Teil sehr langwieriges Antragsverfahren für einen Therapieplatz.

Die Beratungsstellen geben dem Abhängigen dabei Hilfestellung. Um einen Therapieplatz zu bekommen, ist eine schriftliche Bewerbung mit Lebenslauf bei der Therapieeinrichtung notwendig. Sie entscheidet dann über die Aufnahme und den Therapiebeginn. Vor Antritt der Behandlung muß die Kostenübernahme geklärt sein. Dazu wird ein Antrag beim zuständigen Kostenträger (Rentenversicherungen, Sozialhilfe oder Krankenversicherungen) gestellt. Dem Antrag muß ein ärztliches Attest und ein Sozialbericht beiliegen, die die Notwendigkeit einer stationären Entwöhnungsbehandlung bescheinigen. Es kann dann oft mehrere Wochen dauern, bis die Bestätigung der Kostenübernahme des Trägers vorliegt.

Seit Jahren werden von Beratungsstellen Vereinfachungen dieses umständlichen Verfahrens gefordert. Es liegen eine Reihe praktikabler Vorschläge vor, ohne daß es bisher, von einigen positiven Ausnahmen abgesehen, zu einer durchgreifenden Einigung mit den Kostenträgern gekommen ist. So könnte man einen gemeinsamen Kostenträgerpool schaffen, der die Finanzierung sicherstellt, um das Verfahren zu beschleunigen. Hier offenbart sich eine große Diskrepanz zwischen politischen Absichtserklärungen und der Realität. Einerseits wird die mangelnde Motivation der Drogenabhängigen zum Ausstieg beklagt. Andererseits werden ihnen dann, wenn sie selbst einen ersten Schritt in Richtung Ausstieg unternehmen, Knüppel zwischen die Beine geworfen. Oft können sie erst nach zermürbenden bürokratischen Antragsverfahren und unzumutbaren, monatelangen Wartezeiten eine Therapie antreten. Bei der allgemein anerkannten Tatsache, daß Frustrationstoleranz und Durchhaltevermögen von Drogenabhängigen im Sinne einer Krankheit geschädigt sind, sind derartig hohe Eingangsschwellen nicht tragbar.

6. Entwöhnungsbehandlung

Die Hauptschwierigkeiten auf dem Weg aus der Abhängigkeit sind nicht körperliche Entzugsbeschwerden, sondern psychische und soziale Probleme. Wenn der schützende Mantel der Droge nach dem Entzug wegfällt, werden diese für den Abhängigen um so unangenehmer spürbar. Meist sind die Ursachen für den häufigen Rückfall am Ende der Entgiftungsbehandlung. Nach dem körperlichen Entzug lassen sich bei Drogenabhängigen mehrere, von Fall zu Fall unterschiedlich ausgeprägte kritische Problembereiche voneinander abgrenzen. Es ist wichtig, den Süchtigen schon vor Antritt der Therapie auf diese Krisensituation vorzubereiten und Möglichkeiten der aktiven Bewältigung zu besprechen.

Häufig auftretende Probleme sind Störungen, die primär durch den Drogenentzug bedingt sind. Darunter fallen starker

Drogenhunger, innere Unruhe und Spannung, Schlaflosigkeit und extreme Stimmungsschwankungen. Diese Störungen nehmen mit der Zeit ab, können jedoch in manchen Fällen noch mehrere Monate andauern. Das gilt insbesondere für die Schlafstörungen. Hilfreich bei der Normalisierung ist hierbei eine möglichst intensive tägliche körperliche Belastung und eine Regulation des Schlaf-Wach-Rhythmus durch einen fest strukturierten Tagesablauf.

Im weiteren Verlauf der Entwöhnung kommen tieferliegende Persönlichkeitsprobleme zum Vorschein. Sie wurden bisher mit Hilfe des Drogenkonsums in einer Art Scheinlösung überspielt. Eine äußerlich „coole" Maske hat sie verdeckt. Diese eigentlichen Ursachen der Drogenabhängigkeit werden jetzt wieder unangenehm spürbar. Typisch ist, daß Ängste und unangenehme Gefühle, überhaupt Frustrationen jeglicher Ursache, nur sehr schwer über einen längeren Zeitraum ertragen werden können. Sie wurden in der Vergangenheit sofort durch die Einnahme von Drogen verdrängt und betäubt. Die „Entwöhnung" von der Droge ist also gleichzeitig verbunden mit dem Versuch der „Gewöhnung" an unangenehme Gefühle und an ihre Bewältigung aus eigener Kraft. Gerade der jugendliche Drogenabhängige verliert mit der Abkehr von der Droge seinen bisherigen Status und seine Identität. Beides war bestimmt durch Drogenkonsum und Drogenhandel. Außerdem durch die Zugehörigkeit zu einer Subkultur und der Anerkennung, die er dort genoß. Diese soziale Abhängigkeit ist ebenso schwierig zu überwinden wie die psychische. Es ist, als hätte man den Boden unter den Füßen verloren. „Wenn ich kein Junkie bin, dann bin ich gar nichts", wird dieser Identitätsverlust von Süchtigen oft beschrieben. Eine Situation, in der sie sich entfremdet und überflüssig fühlen.

Ambulante Entwöhnungsbehandlung

Die Entwöhnungsbehandlung ist ein langfristiger Prozeß. Er kann stationär und ambulant durchgeführt werden. Eine ambulante Entwöhnungsbehandlung erscheint dann angebracht, wenn der Drogenabhängige beruflich und sozial noch einigermaßen stabilisiert ist. Das heißt, wenn er eine regelmäßige berufliche Tätigkeit ausübt und über eine eigene Unterkunft verfügt. Idealerweise hat er noch Kontakt zu einer drogenfreien Bezugsperson, die in den ambulanten Behandlungsprozeß mit eingebunden werden kann.

Eine weitere Gruppe für eine ambulante Entwöhnungsbehandlung sind Abhängige von weichen Drogen, insbesondere Haschisch und Ecstasy. Außerdem Gefährdete aller Drogen, bei denen es zu einer Gewöhnung an die jeweils eingenommene Droge gekommen ist und Schwierigkeiten im psychosozialen Bereich bestehen. Voraussetzung dafür ist der vorhergehende Drogenentzug, der bei Gefährdeten in der Regel als Selbstentzug ambulant durchgeführt werden kann.

Vor Beginn der ambulanten Behandlung sollte zusammen mit dem Abhängigen ein Behandlungsplan erstellt und klare Vereinbarungen über die wesentlichen Punkte der Therapie getroffen werden. Um die Wichtigkeit der Rahmenbedingungen und der kontinuierlichen Mitarbeit des Abhängigen zu betonen, schließen Therapeuten oft einen schriftlichen Behandlungsvertrag mit dem Abhängigen ab (siehe Abb. 10). Die Therapie ist in der Regel langfristig angelegt. Auf Grund der schweren Störungen ist bei Behandlungen unter einem Jahr kaum mit großen Veränderungen zu rechnen. Meist finden 1–2 Einzelgespräche pro Woche statt, dazu kommt die Teilnahme an einer Gruppe.

Die schrittweise Ablösung von den Eltern und Verselbständigung ist ein wichtiger Teil der Behandlung. Die Eltern werden durch gelegentliche gemeinsame Sitzungen in den Behandlungsprozeß mit einbezogen. Dabei geht es vor allem um die Frage, wie sie die notwendigen Entwicklungschritte des Kindes zur Unabhängigkeit fördern können. Oft bestehen starke symbiotische Beziehungen, die den Abhängigen in seiner Verselbständigung blockieren und bearbeitet werden müssen.

Wichtig für den Therapieerfolg ist die klare Abkehr von der ehemaligen Drogenclique und der Aufbau eines drogenfreien Freundeskreises. Drogenfreie Bekannte werden deshalb auch zu gemeinsamen Gesprächen eingeladen und je nach Motivation und Eignung als Therapiehelfer am Behandlungsprozeß beteiligt. Wenn es dem Abhängigen nicht gelingt, sich einen neuen drogenfreien Freundeskreis aufzubauen, wird er fast zwangsläufig über kurz oder lang wieder rückfällig.

Stationäre Entwöhnungsbehandlung

Bei einem großen Teil der Drogenabhängigen sind die Voraussetzungen für eine ambulante Behandlung (berufliche Tätigkeit, Wohnung, drogenfreie Kontakte) nicht gegeben. In solchen Fällen empfehlen wir eine stationäre Entwöhnungsbehandlung in einem Therapiezentrum. Meist liegt es weitab von der Drogenszene, oft in ländlichen Gegenden. Dadurch soll ein echter Milieuwechsel erreicht werden. Der klare Schnitt zur bisherigen Drogenszene wird noch verstärkt durch die Kontaktsperre in der ersten Phase der Behandlung. Dazu muß natürlich kritisch gesagt werden, daß der Drogenabhängige zwar aus dem Drogenmilieu weg ist, jedoch in der stationären therapeutischen Gemeinschaft wieder mit Süchtigen zusammenlebt. Er kann durch das Beispiel anderer stärker zur Abstinenz motiviert werden. Es kann aber auch anders kommen. Jeder Abbruch kann demotivieren und eine Kettenreaktion auslösen.

Erfreulicherweise ist das stationäre Therapieangebot in den letzten Jahren wesentlich vielfältiger geworden. Es kommt den Bedürfnissen verschiedener Zielgruppen mehr entgegen. So gibt es z.B. spezielle Angebote für drogenabhängige Paare und Alleinerziehende mit Kindern, außerdem frauenspezifische Entwöhnungsbehandlungen. Neben die traditionellen Langzeittherapien treten zunehmend Kurzzeitangebote von 4–6 Monaten Dauer. Zur Überbrückung der Wartezeiten wurden Übergangswohngemeinschaften geschaffen.

Die stationäre Behandlung Drogenabhängiger besteht in den meisten Therapiezentren aus zwei voneinander abgegrenzten Abschnitten. Schwerpunkt des ersten Teils sind die psychische Entwöhnung und Bearbeitung der tieferliegenden Persönlich-

Abb. 10: Vereinbarung für die Durchführung einer ambulanten Therapie

Zur Wiederherstellung bzw. Stabilisierung eines drogenfreien Lebens benötige ich therapeutische Hilfe.

Ich bin bereit, an der Erstellung eines Behandlungsplanes mitzuwirken und mich an die getroffenen Vereinbarungen zu halten.

Diese Vereinbarungen betreffen folgende Bereiche:

1. *Häufigkeit und Dauer der therapeutischen Gespräche:*
   Wöchentlich . . . mal . . . Stunde
2. *Art der therapeutischen Kontakte:*
   a) Ambulante Einzelgespräche, b) Teilnahme an ambulanten Gruppen
3. *Arbeit und Beruf:*
   Bei Arbeitslosigkeit Bereitschaft zur Arbeitssuche; falls möglich und nötig, Anstreben einer Ausbildung
4. *Freizeit* und *Freundeskreis*:
   Aktive Freizeitplanung und -gestaltung und regelmäßiges feedback in den Therapiestunden. Aufbau eines drogenfreien Freundeskreises
5. *Familien- und Partnergespräch*e:
   Einbeziehung von Familie und Partner in die Therapie durch sporadische oder regelmäßige therapeutische Sitzungen
6. *Klärung von Geldproblemen:*
   Gang zur Schuldenberatung, Erstellen von Tilgungsplänen, Berechnung der individuellen Lebenshaltungskosten, Auflistung von Einnahmen und Ausgaben, Planung des Umganges mit Geld
7. *Klärung von juristischen Problemen:*
   Bewährungsauflagen, ausstehende Verhandlungen und zu erwartende Strafen, Haftbefehle, Privatklagen
8. *Drogenkontrollen:* a) Bereitschaft Drogenkonsum anzugeben, b) Urinproben
9. *Vertretung* des behandelnden Therapeuten durch einen Kollegen bei Urlaub und Krankheit.

Ich erkläre mit meiner Unterschrift, daß ich bereit bin, die Absprachen einzuhalten bzw. bei Änderungswünschen das mit meinem Therapeuten neu zu besprechen.

, den

....

(Unterschrift d. Klienten) (Unterschrift des behandelnden Therapeuten) keitsprobleme. Sie finden im Therapiezentrum oder Stammhaus der Einrichtung statt. Im zweiten Teil der stationären Langzeittherapie stehen die berufliche und soziale Eingliederung im Vordergrund. Diese findet vom eigentlichen Therapiezentrum getrennt in einer angegliederten Wohngruppe oder einer Übergangseinrichtung im Stadtbereich statt. Auf diese Weise soll zugleich die Ablösung vom Stammhaus und der Eingliederungsprozeß in die Gesellschaft unterstützt werden.

Trotz unterschiedlicher konzeptioneller Ausprägung zeigen fast alle Therapiezentren ein gemeinsames Grundmuster. Es ist die Organisation nach dem Prinzip der therapeutischen Gemeinschaft. Alle Mitglieder dieser Gemeinschaft, Klienten, Therapeuten und andere Hilfskräfte verstehen sich als Partner im therapeutischen Prozeß. Idealerweise bilden sie eine organische Einheit mit dem Ziel, den kranken Mitgliedern der Gemeinschaft die besten Voraussetzungen für eine Besserung und Heilung ihrer Erkrankung zu schaffen. Im Gegensatz zu hergebrachten Therapiegewohnheiten ist der Kranke in der therapeutischen Gemeinschaft nicht der passive, von der Institution abhängige Patient. Er ist aktiver Teilnehmer und Partner im Behandlungsplan und Mitarbeiter in der Gemeinschaft. Ein wesentliches Element der Behandlung besteht also darin, in einer engen Gemeinschaft nach festen Regeln miteinander zu leben und zu arbeiten. Jeder hat einen klar definierten Verantwortungsbereich, der für die Funktion des Ganzen von Bedeutung ist. Dazu gehören z.B. Einkäufe und Planung der Versorgung, Reinigung und Instandhaltung des Hauses, Verwaltungsarbeiten, Arbeiten in der Küche usw. Die dabei entstehenden Probleme und Konflikte werden in den Gruppensitzungen besprochen. Dieses Grundprinzip ermöglicht einen kontinuierlichen sozialen Lernprozeß.

Für Eltern ist es wichtig zu wissen, daß hier dem Abhängigen „labormäßig" ein Übungsfeld zur persönlichen Weiterentwicklung geboten wird. Es geht nicht um Schikanen oder jemanden fertigzumachen. Dies zu vermitteln, ist auch ein wichtiger Teil der Arbeit des Drogenberaters bei der Vorbereitung des Abhängigen auf die Therapie. Hier hat sich durch übertriebene Berichte von Therapie-Abbrechern oder auch durch therapeutischen Übereifer und einseitige Ideologisierungen bestimmter Behandlungsformen eine Angstschwelle gebildet. Diese Phase des autoritären und rigiden Umgangs mit Drogenabhängigen gehört längst der Vergangenheit an. Sie hat jedoch der Drogenhilfe den Anstrich eines „Horror-Szenarios" eingetragen, der sich hartnäckig hält. Bei der heutigen Praxis der Therapieeinrichtungen ist das nicht gerechtfertigt.

In der Anfangsphase der Therapie (Eingewöhnungsphase) ist es wichtig, dem Abhängigen durch Zuwendung und Rücksichtnahme den Einstieg zu erleichtern und ein Gefühl von Geborgenheit in der Gruppe zu vermitteln. Gelingt dies nicht, so wird häufig schon nach einigen Tagen die Therapie wieder abgebrochen. In vielen Therapieeinrichtungen wird dem Neuankömmling ein älterer Mitbewohner als Kontaktperson zugeteilt. Er steht ihm bei Unsicherheiten und ungewohnten Problemen zunächst als eine Art „Pate" zur Seite. Von sogenannten harten „Aufnahmeritualen" zur Motivationsprüfung sind fast alle Einrichtungen abgekommen.

Nach der Eingewöhnungsphase müssen dann allerdings mit zunehmender Belastbarkeit die individuellen Probleme und Beziehungsstörungen des Drogenabhängigen klar zur Sprache kommen und bearbeitet werden. In einer Gemeinschaft mit klaren Hierarchien, in der jedes Mitglied bestimmte Aufgaben und Verantwortungsbereiche hat, kommt es natürlicherweise oft zu Konflikten und Reibereien. In solchen Auseinandersetzungen kann der Drogenabhängige Grundprobleme seiner Persönlichkeit erkennen und an seiner Beziehungsfähigkeit sozusagen „vor Ort" arbeiten. Die Therapie erfolgt im wesentlichen in der Gruppe und durch die Gruppe. Der Abhängige erlebt Vertrauen und Anerkennung, muß aber auch lernen, Konfrontation und Kritik durch die Gruppe zu ertragen. Er muß akzeptieren, daß Versäumnisse und Regelverstöße mit einem Entzug seiner Privilegien verbunden sind. Aber er erfährt auch, daß Kränkungen, Unsicherheit, Ängste, Enttäuschungen, also Schwächen und Frustrationen aller Art erträglicher werden, wenn man sie mit anderen besprechen kann. So kann der Abhängige sein bisheriges Verhalten, unangenehme Gefühle durch Drogenkonsum zu verdrängen und Konflikte zu vermeiden, langsam überwinden. Die große Kluft zwischen seinem idealen und dem realen Selbstbild macht durch die Kritik und die Korrekturen der Gruppe einer wirklichkeitsnäheren Selbsteinschätzung Platz. Die Nachreifung der Persönlichkeit ist ein Ziel der Therapie.

Weitere wichtige Schwerpunkte sind die Entwicklung einer beruflichen Perspektive sowie die aktive Gestaltung der Freizeit. Um im Berufsleben eine Chance zu haben, muß die abgebrochene Ausbildung wieder aufgenommen werden. Dies beginnt in der Regel bereits im ersten Abschnitt der stationären Therapie. In vielen Therapiezentren werden ergänzend zur Behandlung Ausbildungsplätze und Lehrstellen angeboten. Nachträgliche Schulabschlüsse können absolviert werden. Die Behandlung soll auch ganz allgemein die Leistungsfähigkeit, Pünktlichkeit und Zuverlässigkeit fördern, unabdingbare Voraussetzungen für Erfolg im späteren Berufsleben.

7. Wiedereingliederung und Nachsorge

Im zweiten Teil der stationären Langzeittherapie steht die berufliche und soziale Wiedereingliederung im Vordergrund. Sie findet, vom eigentlichen Therapiezentrum getrennt, in einer angegliederten Wohngruppe oder einer Übergangseinrichtung im Stadtbereich statt. Auf diese Weise soll zugleich die Ablösung vom Stammhaus und der Eingliederungsprozeß in die Gesellschaft unterstützt werden. Diese Übergangsphase ist äußerst kritisch. Nach dem Schutzraum der therapeutischen Gemeinschaft kommt die Rückkehr in die Alltagsrealität oft einem Schock gleich. Bedingt ist dies vor allem durch die schwierige Lage auf dem Arbeits- und Wohnungsmarkt. Außerdem vermißt der Süchtige Freunde und Bekannte aus der therapeutischen Gemeinschaft. Er muß schmerzlich erkennen, daß sich die offene und freundschaftliche Umgangsweise dort nicht unbedingt auf die Gegebenheiten der Alltagsrealität übertragen läßt.

Der Begriff „Wiedereingliederung" oder „Rehabilitation" ist eigentlich im Zusammenhang mit jugendlichen Drogenabhängigen irreführend. Er ist für Abhängige zutreffend, die durch ihre Suchterkrankung aus einer langjährigen beruflichen Tätigkeit oder einer anerkannten sozialen Stellung herausgerissen wurden. Bei den meisten Drogenabhängigen geht es jedoch nicht um die Wiedereingliederung in vorgegebene Strukturen. Meist ist es ein Neubeginn in einem fremden und ungewohnten System, dem sie mit erheblicher Abwehr gegenüberstehen. Es ist der Versuch einer Sozialisation in einem neuen, drogenfreien Milieu, keine Resozialisierung oder Rehabilitation.

Für die Eltern ist es wichtig, lange vor Abschluß der stationären Therapie mit dem Abhängigen klare Absprachen zu treffen, welche Rolle sie in diesem Eingliederungsprozeß spielen sollen. Sie müssen sich klar sein, daß es sich gleichzeitig um einen Ablösungs- und Verselbständigungsprozeß handelt.

Die meisten Drogenabhängigen sind während der Pubertät aus der normalen beruflichen und sozialen Entwicklung ausgestiegen. Wichtige Entwicklungsschritte – zugleich Voraussetzungen für eine befriedigende Rolle in der Gesellschaft – wurden noch nicht vollzogen. Schulabschluß, Lehrabschluß, Beginn einer regelmäßigen beruflichen Tätigkeit, Konfrontation mit der Monotonie des Berufsalltags, mit „spießigen" Arbeitskollegen, mit denen wenig Gemeinsames verbindet. Dies sind nur einige der Hürden, die ein ehemaliger Drogenabhängiger nach der Entwöhnungsbehandlung überwinden muß. Oft werden durch diese Probleme die Weichen für einen Rückfall in die altvertraute Drogenszene gestellt. „Ich wollte eigentlich nur einmal ein vernünftiges Wort mit einem alten Kumpel sprechen, der mich versteht." Nicht die Abhängigkeit von den Drogen, sondern von einem vertrauten sozialen Umfeld ist häufig der Auslöser für einen erneuten Rückfall.

Eine befriedigende soziale Rolle läßt sich außerhalb der Drogenszene nur mit viel Geduld und in oft mühsamen kleinen Schritten aufbauen. Der ehemalige Drogenabhängige findet sich als 25jähriger dort, wo er eigentlich mit 16 Jahren hätte stehen sollen. Angesichts dieser Situation erscheint die Drogenszene wieder in rosigeren und verlockenden Farben. „Da habe ich an einem Abend bei einem Deal oft mehr umgesetzt, als jetzt in drei Monaten Schufterei in meiner Arbeitsstelle. Natürlich kann man dabei im Knast landen. Trotzdem: auf der Drogenszene ist wenigstens was los. Und die Typen sind nicht so spießig wie hier." Solche Gedanken lassen die anfänglich besten Absichten plötzlich in den Hintergrund treten. Der Konflikt beginnt erneut.

Die im Verlauf der Entwöhnungsbehandlung begonnene berufliche und soziale Eingliederung wird durch die *ambulante Nachsorge* gefestigt. Sie hat entscheidenden Anteil daran, daß der ehemalige Abhängige drogenfrei bleibt und nicht in kurzer Zeit wieder rückfällig wird. Dies bedeutet Hilfestellung bei neu auftretenden Berufs- oder Wohnungsproblemen. Eine wichtige Rolle spielen dabei Beziehungskonflikte und Identitätsprobleme bei der Anpassung an die neuen Gegebenheiten. Das Nachsorgeangebot steht natürlich nicht nur den Klienten zur Verfügung, die eine stationäre Langzeittherapie erfolgreich abgeschlossen haben, sondern auch den Therapie-Abbrechern. Abbruch muß nicht immer Rückfall in die Drogenszene bedeuten. Das beweisen zahlreiche Untersuchungen. Spätabbrüche nach etwa zwei Dritteln der Therapiezeit haben, im Gegensatz zu Frühabbrüchen, eine relativ günstige Prognose.

Neben der Einzelbetreuung und der Einbeziehung des Partners oder anderer Bezugspersonen haben für ehemalige Abhängige ambulante Nachsorgegruppen eine wichtige stabilisierende Funktion. Der Süchtige kann dort über seine Probleme sprechen, erfährt Anteilnahme und erlebt, daß er mit seinen Schwierigkeiten nicht alleine steht. Neue Bekanntschaften innerhalb des Kreises helfen ihm aus seiner Isolation. Voraussetzung für die Teilnahme ist bei den meisten Gruppen Drogenfreiheit und die Bereitschaft, ein Leben ohne Drogen führen zu wollen. Oft sind Urintests vor der Aufnahme obligatorisch und als Rückfallprophylaxe in die weitere Betreuung eingebaut. In allen Gruppen jedoch werden Teilnehmer, bei denen der Verdacht erneuten Drogenkonsums besteht, sofort darauf angesprochen. Oft sprechen ehemals Süchtige es von sich aus an, wenn sie rückfällig geworden sind. Vor einem möglichen Ausschluß als letzter Konsequenz versucht die Gruppe zunächst, dem Betroffenen bei der Bewältigung seiner Krise zu helfen. Falls dies nicht gelingt, wird der Kontakt im Einzelgespräch weitergeführt. Der Begriff „Selbsthilfegruppe" im strengen Sinne trifft für diese Gruppen in der Regel nicht zu, da sie von professionellen Helfern geleitet oder zumindest begleitet werden.

Die Betroffenen werden dazu ermuntert, in ihrer Freizeit miteinander Kontakt zu halten und sich gegenseitig in Krisen auch ohne Therapeuten zu helfen. Durch gemeinsame Ausflüge und Veranstaltungen wird diese Tendenz gefördert und ein soziales Auffangnetz für die meist isoliert lebenden Abhängigen geschaffen. Idealerweise geht eine Nachsorgegruppe nach einiger Zeit in eine reine Selbsthilfegruppe ohne professionelle Begleitung über.

8. Rückfälle und Ausstieg auf Dauer

Rückfälle sind in der Suchtarbeit die Regel und nicht die Ausnahme. Für Eltern ist es wichtig, dies im Auge zu behalten. Sie sollten deshalb bei der Motivation zum Entzug als Nahziel immer „nur" von einer drogenfreien Phase sprechen und dabei einen möglichen Rückfall mit einkalkulieren. Ohne diese beständige Gratwanderung entsteht ein zu hoher Erwartungsdruck an den Abhängigen. Dies führt meist dazu, daß der Süchtige aus Scham- und Schuldgefühlen heraus den Rückfall verheimlicht und den Kontakt mit seinen Angehörigen vermeidet. Er macht sich dabei starke Selbstvorwürfe und gerät oft in ein Gefühl tiefer Verzweiflung und Hoffnungslosigkeit. Die

Selbstmordgefahr ist stark erhöht. Man sieht keinen Ausweg aus der Situation: „Ich bin ein Versager und kann so meinen Angehörigen nicht mehr unter die Augen treten.“ Viele versacken in dieser Situation wieder tief in ihre Abhängigkeit und sagen sich: „Jetzt ist sowieso alles egal.“

Diese Situation zeigt, wie wichtig es ist, immer wieder den möglichen Rückfall zu thematisieren und ihn natürlich nicht als wünschenswert, aber auch nicht als ein allzu großes Unglück darzustellen. In der Regel gelingt eben der Weg aus der Sucht heraus erst nach mehreren Rückfällen. „Fördern Sie mit dieser Strategie nicht das Auftreten von Rückfällen“, bekomme ich von Angehörigen oft zu hören. Natürlich bedeutet diese dem Rückfall gegenüber offene Grundhaltung nicht, auf der anderen Seite alles zu tun, um ihn zu verhindern. Aber bei zu hohen Erwartungen läuft man Gefahr, die bei vielen Abhängigen vorhandene unkritische Selbstüberschätzung zu fördern. Um so größer ist dann oft die Enttäuschung beim Rückfall. Bei der „Alles-oder-nichts-Einstellung“ wird aus dem Bewußtsein abgespalten, daß Abhängigkeit und die ihr zugrundliegende Suchtstruktur eine bleibende Gefährdung ist, auf die man sich einstellen muß. Abhängigkeit ist ein lebenslanger Zustand und Drogenfreiheit bedeutet nur, nicht mehr „aktiv süchtig“ zu sein. Je rückhaltsloser sich der Abhängige und seine Angehörigen dies eingestehen, desto größer ist die Wahrscheinlichkeit, drogenfrei zu bleiben.

Eltern sollten nach einem Rückfall zunächst die Leistung anerkennen, daß der Abhängige es zumindest für eine gewisse Zeit geschafft hat, drogenfrei zu bleiben, also: „Immerhin drei Monate drogenfrei“, anstatt anklägerisch „schon wieder ein Rückfall.“ Der Drogenabhängige wertet sich in der Regel schon selbst genug als Versager ab. Angehörige müssen hier nicht auch noch in dieselbe Kerbe hauen. Außerdem ist es in dieser Situation wichtig, alles zu versuchen, daß aus dem Rückfall nur ein Ausrutscher und nicht ein tiefes Absacken in die Sucht wird. Das bedeutet schnelle Krisenintervention in der Beratungsstelle, Bearbeitung der auslösenden Ursachen und Motivation zu einem neuen Entzug. In der Regel gelingt der Ausstieg aus der Sucht erst nach mehreren Rückfällen. Man lernt dabei jedoch, mit den spezifischen Risikosituationen langsam besser umzugehen. Dazu Stefan:

„Wenn bei mir plötzlich eine starke Gier nach Drogen einsetzt, dann muß ich aktiv was dagegen setzen. Auf keinen Fall abwarten, daß sich das von selbst wieder legt. Das wäre tödlich bei mir. Ich gehe dann Joggen, wenn das nicht möglich ist, rufe ich einen Freund an und versuche mich zu verabreden." Es ist wichtig, daß ehemalige Drogenabhängige so, wie Stefan es hier schildert, in Risikosituationen ihre individuellen Gegenstrategien parat haben und fast reflexartig einsetzen können. Was das im Einzelfall ist, mag völlig unterschiedlich sein. Es muß eine Tätigkeit sein, die man gerne macht und unmittelbar dann beginnen kann, wenn der Drogenhunger auftritt.

Entgegen der landläufigen Meinung zeigen eine ganze Reihe von Langzeit-Nachuntersuchungen, wohlgemerkt *Langzeit-*, und nicht Kurzzeit-Untersuchungen, daß es ein Drittel der Drogenabhängigen nach einem 3- bis 5jährigen Genesungsprozeß schafft, auf Dauer von den Drogen loszukommen. Doch dieser Weg aus der Abhängigkeit ist ein mühevoller, dorniger Weg mit vielen Rückschlägen. Damit müssen sich Eltern konfrontieren, um nicht von einer Enttäuschung in die andere zu fallen. Sie brauchen einen langen Atem, viel Geduld und den unerschütterlichen Glauben an die Veränderungsmöglichkeiten ihres Kindes. Nicht umsonst heißt ein Leitspruch in der Elternarbeit: Die Ohnmacht akzeptieren, ohne die Hoffnung zu verlieren.

Prognostisch günstig für eine spätere Drogenfreiheit ist der möglichst frühzeitige Beginn der ersten Intervention und die Anzahl der drogenfreien Intervalle in der Drogenkarriere. Auch wenn der Drogenabhängige nach solchen drogenfreien Intervallen wieder rückfällig wird, so lernt er auch in kurzfristigen drogenfreien Phasen doch, sich in einem Leben ohne Drogen langsam und in kleinen Schritten zurechtzufinden. Es ist nützlich, einen Rückfall in dieser Weise zu besprechen, um dem Süchtigen Mut zur nächsten drogenfreien Phase zu machen.

Verlauf der Abhängigkeit/Genesung

Drogenabhängigkeit ist kein statischer Zustand, sondern ein dynamischer Prozeß mit mehreren Phasen, den die Drogenabhängigen in der Regel mehrmals durchlaufen, bevor ein Ausstieg auf Dauer gelingt. Diese Sichtweise des Genesungsprozesses als einer Spirale mit mehreren Suchtkreisläufen bis zur stabilen Drogenfreiheit (siehe Abb. 11) gibt Orientierung und die Möglichkeit, das Verhalten des Kindes etwas besser einzuordnen. Auf die Konsumphase (1) folgt ein Stadium der Reflektion (2), in dem man die bisherige Drogeneinnahme in Frage stellt. Nach langem Abwägen und häufigen Vor- und Rückwärtsbewegungen mit der beständigen Frage „soll ich oder soll ich nicht" und der Versicherung „ab morgen ist Schluß" kommt es schließlich bei einem Teil der Abhängigen zu einer Entscheidung (3) zum Drogenentzug. Auf Entzug und Entwöhnung (Veränderungsphase 4) folgt dann die Abstinenzphase (5), die sich entweder zu einem Ausstieg auf Dauer entwickeln kann oder nach einem mehr oder minder langen drogenfreien Intervall zu einem erneuten Rückfall (6) in die Konsumphase (1) führt. Ein derartiges Verlaufsmodell der Genesung erlaubt es auch, die eigenen Maßnahmen dem natürlichen Verlauf der Abhängigkeit besser anzupassen und damit wirkungsvoller zu machen. So wird ein vorschneller Entzug kaum erfolgreich sein, wenn sich der Abhängige noch in der Konsumphase befindet, wenig über die Konsequenzen nachgedacht hat und nach dem Entzug wieder auf die alten Verhältnisse trifft. Besser ist es, sich in diesem Stadium die zunächst folgenden Schritte zu vergegenwärtigen und erst einmal eine kritischere Selbstwahrnehmung aufzubauen.

Stefan und Nina heute: Wege aus der Abhängigkeit

Ninas Entzug war durch ihre Vielfachabhängigkeit schwierig und länger als gewöhnlich. Im Vordergrund standen dabei quälende Schlafstörungen, die wochenlang anhielten. Dazu kamen Depressionen und ein Verlust jeglichen Antriebs. Auf Grund des starken Alkohol- und Schmerzmittelkonsums waren Leber- und Nierenfunktion deutlich gestört und besserten sich nur langsam.

Schon während ihres Klinikaufenthaltes nahm ich Kontakt mit ihr auf. Durch regelmäßige Besuche entwickelte sich eine stabile und vertrauensvolle Beziehung. Eine weiterführende stationäre Entwöhnungsbehandlung wollte Nina auf keinen Fall machen. Sie erklärte sich jedoch bereit, nach ihrer Entlassung weiterhin zu Gesprächen in die Drogenberatung zu kommen. Nach sechs Wochen wurde Nina aus der Klinik entlassen und begann eine ambulante Therapie. Sie arbeitete sehr aktiv mit. Nach anfänglicher Zurückhaltung schaffte sie es im Lauf der Zeit, auch in der Gruppe mehr aus sich herauszugehen. Ein Verhalten, zu dem sie früher nur unter Tabletten fähig war. Nina hatte dann eine Gerichtsverhandlung und bekam wegen fortgesetzter Rezeptfälschung eine Freiheitsstrafe von drei Monaten. Die Strafe wurde auf zwei Jahre zur Bewährung ausgesetzt. Für Nina war das ein Riesenschock, den sie nicht erwartet hatte. Es bestärkte sie jedoch in ihrem Willen, nicht wieder in die Abhängigkeit zurückzufallen.

Ein weiterer wichtiger Punkt war die Verselbständigung und allmähliche Ablösung von ihren Eltern. Sie wurden durch gelegentliche gemeinsame Sitzungen in den Behandlungsprozeß mit einbezogen. Etwa sechs Monate nach Beginn der ambulanten Behandlung entwickelte sich eine intensive Beziehung zu einem neuen Arbeitskollegen. Als die beiden eine gemeinsame Wohnung fanden, zog Nina von zu Hause aus. Die Eltern hat-

Abb. 11: Verlauf der Abhängigkeit/Genesung

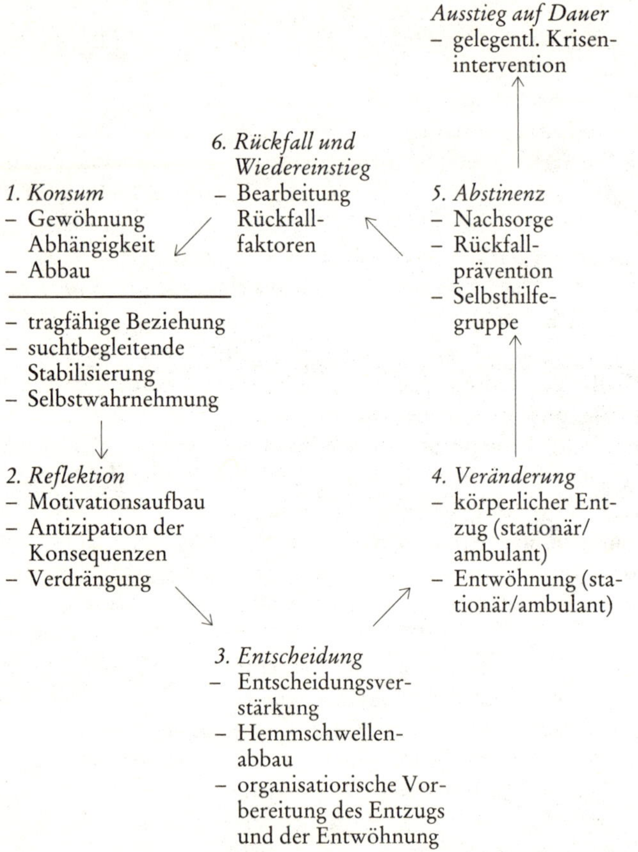

ten erhebliche Bedenken gegen diesen spontanen Entschluß. Völlig überraschend beendete Nina auch die ambulante Behandlung, in der sie gute Fortschritte gemacht hatte. Dies geschah angeblich auf Wunsch ihres Freundes.

Leider kam es im Verlauf der nächsten Monate in der Beziehung zu Problemen. Nina war eifersüchtig und machte ihrem

Freund Vorwürfe, weil er eine frühere Beziehung noch nicht ganz aufgegeben hatte. Schließlich zog der Freund nach sechs Monaten aus der gemeinsamen Wohnung aus. Nina war sehr verletzt und gekränkt. Sie fühlte sich einsam, hatte starke Depressionen und hielt es kaum noch alleine in ihrer Wohnung aus. Außerdem litt sie unter quälenden Schlafstörungen. In dieser Situation erfolgte nach einjähriger Drogenfreiheit mit 21 Jahren ihr erster Rückfall. Nina nahm Beruhigungsmittel und trank dazu Alkohol. Die Wohnung gab sie auf und zog zurück zu ihren Eltern.

Inzwischen hat sie wieder Kontakt zur Drogenberatung aufgenommen und plant ihren zweiten körperlichen Entzug. Im Anschluß daran möchte sie dieses Mal eine stationäre Entwöhnungsbehandlung machen. Sie hofft auf diese Weise mehr Abstand von zu Hause zu bekommen und selbständiger zu werden. Nachdem sie es bereits ein Jahr geschafft hat, ohne Drogen auszukommen, stehen ihre Chancen für die Zukunft nicht schlecht.

Während Nina dabei ist, aus der Sucht herauszuwachsen, hat Stefan inzwischen den Ausstieg, zumindest für die letzten fünf Jahre geschafft. Wie bereits erwähnt, war Stefans erster Entzug mit 18 Jahren in der Untersuchungshaft. In seiner Gerichtsverhandlung bekam er eine Freiheitsstrafe von sechs Monaten, die auf drei Jahre zur Bewährung ausgesetzt wurde. Nach der Entlassung begann er eine stationäre Entwöhnungsbehandlung in einem Therapiezentrum. Zwei Monate später brach er diese Behandlung ab und wurde wieder rückfällig. Stefan war zu diesem Zeitpunkt noch zu sehr in der Drogenszene verhaftet. Er hatte weder eine regelmäßige berufliche Tätigkeit noch genügend Kontakt zu drogenfreien Bezugspersonen, zwei wichtigen Voraussetzungen für einen Ausstieg aus der Sucht auf Dauer.

Als er mit 21 Jahren wieder in der Drogenberatung bei mir auftauchte, entwickelte sich eine regelmäßige und intensive Betreuung wie nie zuvor. Die konsequente Haltung seiner Eltern und der Freunde, die Kündigung seiner Wohnung und wachsende Schulden hatten ihn zu der Überzeugung gebracht: so kann es einfach nicht weitergehen! Er machte erneut einen stationären Entzug und eine weiterführende stationäre Entwöhnungsbehandlung. Nach neun Monaten schloß Stefan diese Therapie erfolgreich ab: „Ich lernte durch die Therapie, mich mehr zu mögen, auch mit meinen Schwächen."

Die Verhältnisse danach waren für ihn ausgesprochen günstig. Er begann nach Beendigung seiner Therapie eine Lehrstelle in einem großen Bekleidungshaus. Außerdem hatte er ein kleines Einzimmer-Appartement gefunden, dessen Miete er nach einer übergangsweisen Unterstützung durch seine Eltern selbst finanzieren konnte. Stefan hatte an seinem Arbeitsplatz einen sehr verständnisvollen Chef. Er wußte von seiner früheren Drogenabhängigkeit, hatte ihn jedoch deshalb bei der Bewerbung nicht ausgesondert. In der Firma war man mit seinen Leistungen sehr zufrieden. Stefan schloß die Ausbildung zum Einzelhandelskaufmann mit der Gesamtnote „sehr gut" ab, ebenso die danach folgenden Lehrgänge. Dabei spielte sicherlich auch eine Rolle, daß er kurz nach Ende der Therapie ein Mädchen kennenlernte, die bisher keinen Kontakt zu Drogen hatte und seine spätere Frau wurde. Ihr wollte er, wie er sagte, durch seine beruflichen Leistungen beweisen, daß der Spruch: „Einmal Junkie, immer Junkie" für ihn nicht zutraf.

Nach dem anfänglichen beruflichen Erfolg sah sich Stefan nach etwa zwei Jahren zunehmend mit der Monotonie des Berufsalltags konfrontiert, die er nur schwer verkraftete. Seine Leistungen stagnierten, es gab Kritik. Sein Chef war nicht mehr mit ihm zufrieden. Schließlich kündigte Stefan von sich aus seine Arbeit. Dazu kamen nach einer zunächst sehr glücklichen Zeit mit seiner Frau, die er inzwischen geheiratet hatte, zunehmend Probleme in dieser Beziehung. Schließlich hatte er sich mit ihr so auseinandergelebt, daß sie sich trennten. Diese massiven Probleme führten nach zweieinhalbjähriger völliger Drogenfreiheit mit 25 Jahren zu einem erneuten Rückfall in die Heroinabhängigkeit.

Stefan nahm wieder Kontakt zu mir auf. Es gelang ihm, diese Krise zu bewältigen und in einem ambulanten Selbstentzug von den Drogen wieder loszukommen. Nach einer Reihe erfolgloser Bewerbungen hatte er Glück und fand mit 26 Jahren eine neue, für ihn sehr attraktive Arbeitsstelle. Außerdem lernte er eine drogenfreie, sehr stabile Partnerin kennen, die er später heiratete. Es ging dann weiter, fast wie in einem Film mit Happy-End. Neue Wohnung, Kind, berufliche Beförderung zum Abteilungsleiter. Stefan ist jetzt 31 Jahre alt, der therapeutische Kontakt ist seit mehr als vier Jahren beendet. Die letzten fünf Jahre war er stabil drogenfrei. Er schreibt mir zu Weihnachten immer eine Karte, gelegentlich ruft er einmal an. Sicherlich werden auch bei ihm in der Zukunft wieder Konflikte, wie bei jedem Mensch, auftreten. Doch zunächst einmal scheint bei ihm der Weg aus der Sucht gelungen.

Eltern haben bei dem Weg ihres Kindes aus der Abhängigkeit eine wichtige Rolle. Dieser Weg bedeutet für den Süchtigen ja gleichzeitig einen Abschied aus der Kindheit sowie Ablösung vom Elternhaus und Übernahme von Verantwortung als eigenständiger Erwachsener. Viel erreicht ist, wenn sie es, wie Stefan's Eltern, schaffen, eine stabile, auch in schwierigen Konflikten geduldige und unerschütterliche Haltung liebevoller, aber klarer Konsequenz zu bewahren. Die Devise heißt: „Loslassen, aber nicht fallenlassen."

Stefan dazu: „Damals haßte ich meine Eltern, als ich sie mit meinen Forderungen und Selbstmorddrohungen nicht weich kriegte! Heute aber bin ich sehr froh, daß sie damals nicht nachgegeben haben."

Nachwort

Immer mehr Menschen machen die Erfahrung, daß das Thema Drogen auch in ihrem Familien- und Freundeskreis schreckliche Realität werden kann. Es ist nicht mehr begrenzt auf bestimmte Drogenszenen, sondern hat in den letzten Jahren in ganz alltäglichen Bereichen wie Schule oder Arbeitsplatz Einzug gehalten. Nicht nur die „harten", illegalen Drogen wie Heroin und Kokain sind auf dem Vormarsch. Auch Alkohol, die „Allerweltsdroge", und bestimmte Medikamente (meist Beruhigungs- oder Aufputschmittel), die frei oder höchstens auf Rezept erhältlich sind und deswegen als „legale Drogen" bezeichnet werden, machen Jugendliche zunehmend krank und süchtig. Die Zahl ratsuchender Eltern und Angehöriger wächst ständig an.

Unsere Anstrengungen müssen deshalb noch viel stärker als bisher darauf gerichtet werden, die Entwicklung von Sucht und Abhängigkeit bei unseren Kindern und Jugendlichen zu verhindern. Abhängigen muß schneller und wirksamer geholfen werden, um sie vor sozialem und gesundheitlichem Verfall und frühem Tod im Elend der Sucht zu schützen. Wir wissen inzwischen, daß erfolgreiche Vorsorge gegen Sucht viel früher beginnen muß und auch beginnen kann, als man bisher vermutet hat. Eltern und Erzieher sind allerdings hier vor Aufgaben gestellt, die es früher in dieser Weise überhaupt nicht gegeben hat und für die in der Familientradition und der selbsterlebten Jugend keine Vorbilder bestehen. Die Vorsorge gegen Sucht geht jeden an, vor allem aber Eltern und Erzieher. Schon der Kinder wegen sollten sie selbst aktiv werden, statt auf staatliche Maßnahmen zu warten. Ratgeber wie dieses Buch von Rolf Wille können hier ein erster Schritt zur Selbsthilfe sein.

Beim Lesen dieses Buches erkennt man, daß es sich beim Autor um einen Arzt mit jahrzehntelanger persönlicher Erfahrung im Umgang mit drogenabhängigen Jugendlichen handelt. Er hat sich schon während seiner Tätigkeit an der Psychiatrischen Universitätsklinik München und später am Max-Planck-Institut für Psychiatrie in München eingehend mit diesen Problemen befaßt. Zwischendurch war er jahrelang am National Addiction Centre (Nationalen Suchtforschungszentrum) in London tätig. Er hat dort an einem weltweit bekanntgewordenen Forschungsprojekt über Heroinabhängigkeit mitgearbeitet. Seit 1981 leitet er die weithin bekannte Drogenberatungsstelle der Stadt München. Rolf Wille hat zu Fragen der Therapie und Prävention der Drogenabhängigkeit zahlreiche wissenschaftliche Arbeiten im In- und Ausland veröffentlicht. Er gehört dem Beraterstab der englischen, international sehr angesehenen Zeitschrift „Addiction“ an und ist Mitglied der Deutschen Gesellschaft für Suchtforschung und Suchttherapie.

Ich hoffe, daß dieses Buch weithin gelesen wird und die in ihm aufgezeigten Wege vielen Menschen helfen werden, sich und andere vor Drogen zu schützen oder den Weg aus der Abhängigkeit zu finden.

Prof. Dr. W. Feuerlein
ehem. Leiter der Psychiatrischen Poliklinik des
Max-Planck-Instituts für Psychiatrie München

IV. Wie findet man Beratungsstellen und Elternkreise?

Beratungsstellen

In Deutschland, Österreich und der Schweiz gibt es vor allem in Großstädten ein relativ großes Angebot an Beratungsstellen. Nach Angaben der Deutschen Hauptstelle gegen Suchtgefahren (DHS) sind es allein in Deutschland mehr als 1100. Sie alle hier aufzuführen, würde den Rahmen dieses Buches sprengen. Im Telefonbuch findet man Beratungsstellen meistens unter den Stichworten *Suchtberatung, Drogenberatung, Psychosoziale Beratung, Jugendberatung.* Dort wird man Ihnen mit Adressen weiterhelfen, die für Sie speziell wichtig sind. Das Telefonieren mit Beratungsstellen kann allerdings zum Geduldspiel werden. Gespräche mit Abhängigen und ihren Angehörigen dauern oft sehr lange. Deshalb ist manchmal das Telefon lange Zeit besetzt. Dafür sollte man Verständnis haben.

Auch die Stadtverwaltungen, insbesondere Gesundheits- und Jugendamt, kennen die Anschriften von Beratungsstellen. Viele Tageszeitungen veröffentlichen sie unter der Rubrik „soziale Dienste". Haus- und Kinderärzte sowie Krankenkassen verfügen in der Regel über entsprechende Informationen. Die Telefonseelsorge der Kirchen kann ebenfalls weiterhelfen.

Darüber hinaus sind bei den folgenden *überregionalen Organisationen* die Anschriften von Beratungsstellen in Ihrer Nähe zu erfragen:

Deutschland:
- Informationstelefon der Bundeszentrale für gesundheitliche Aufklärung
  51101 Köln, Ostmerheimerstr. 200, Tel.: 0221/892031, tägl. v. 10–22 Uhr
- Deutsche Hauptstelle gegen die Suchtgefahren (DHS)
  59065 Hamm, Westring 2, Tel.: 02381/90150.
  Beide Stellen schicken auf Wunsch auch Informationsmaterial

Schweiz:
- Informationsstelle Drogen – Bundesbereich
  Bundesamt für Gesundheitswesen, Heßstr. 27 E
  3097 Liebefeld-Bern, Tel.: 031/9708715

Österreich
- Koordinationsstelle für Suchtfragen
  Ministerium für Gesundheit, Sport und Konsumentenschutz
  Radetzkystr. 2, 1030 Wien, Tel.: 0222/71172

- Sozialservice des Bundesministeriums für Arbeit und Soziales
  Geigergasse 5–9,1050 Wien, Tel.: 0222/5441597–319

Elternkreise

Adressen nahegelegener Elternkreise können Sie über die oben genannten Stellen erfahren. Im Telefonbuch findet man sie gelegentlich unter den Stichworten *Elternkreis, Elterninitiative, Elternvereinigung* oder *Selbsthilfegruppe.* Außerdem können Sie sich direkt an die Bundesverbände wenden:

Deutschland:
- Bundesverband der Elternkreise drogengefährdeter und drogenabhängiger Jugendlicher (BVEK)
  59065 Hamm, Westring 2, Tel.: 02381/901519

Österreich:
- Bundesverband der Elternkreise Drogengefährdeter u. Drogenabhängiger
  Salzburg, Münzgasse 1 /Tür 34, Tel.: 0662/840734
  Sie bekommen dort auch Informationen über Beratungsstellen

Schweiz:
- Zentralstelle der Elternvereinigung drogenabhängiger Jugendlicher (DAJ)
  8035 Zürich, Stampfenbachstr. 115, Tel.: 01/3636477

Telefon-Notruf für Suchtgefährdete – Tag und Nacht

- München 089/282822
- Düsseldorf 0211/325555
- Köln 0221/315555
- Essen 0201/403840

Quellenangaben

Arznei-telegramm (1994), 1, 2–3. Rückschau und Vorschau-Arzneimittelsicherheit 1993/94.
A.T.I. Arzneimittelinformation Berlin

British Journal of Addiction (1991), 86, 249–252. Editorial: Cannabis and memory loss

Csikzentmihalyi, M. (1991) Das Flow-Erlebnis. Jenseits von Langeweile im Tun aufgehen. Klett-Cotta Verlag, Stuttgart

Deutsches Ärzteblatt (1996), 26, 1232–34. Tank, M. : Mangelhafte Information zum Thema Aids

DHS Deutsche Hauptstelle Gegen Die Suchtgefahren (1993) Jahrbuch Sucht 1994. Neuland Verlag, Geesthacht

drogen-report (1996), 1, 28–31. Hamburger Fortbildungsinstitut Drogen und AIDS: Aids: Information und Akzeptanz ungenügend

Freud, A. (1991) Wege und Irrwege in der Kinderentwicklung. Huber Verlag, Bern. Klett-Cotta Verlag, Stuttgart

Gordon, T. (1993) Familienkonferenz. Die Lösung von Konflikten zwischen Eltern und Kind. Heyne Verlag, München

Satir, V. (1985) Selbstwert und Kommunikation. Familientherapie für Berater und zur Selbsthilfe. Pfeiffer Verlag, München

Schuster, P. und Wittchen, H. (1996) Ecstasy- und Halluzinogengebrauch bei Jugendlichen – Gibt es eine Zunahme? Verhaltenstherapie 6: 222–232

Sieber, M. (1993) Drogenkonsum: Einstieg und Konsequenzen. Huber Verlag, Bern